BIBLIOTHÈQUE DU MUSÉE SOCIAL

UN FLÉAU SOCIAL

LA SYPHILIS

et l'organisation de

la lutte antisyphilitique

PAR

LE DOCTEUR LEREDDE

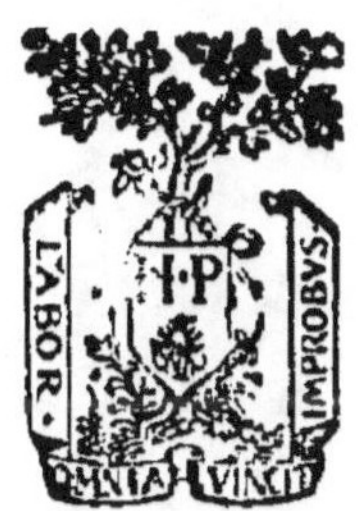

PARIS

LIBRAIRIE PLON

PLON-NOURRIT et Cⁱᵉ, IMPRIMEURS-ÉDITEURS

8, RUE GARANCIÈRE - 6ᵉ

Tous droits réservés

UN FLÉAU SOCIAL

LA SYPHILIS

Ce volume a été déposé au ministère de l'intérieur en 1922.

BIBLIOTHÈQUE DU MUSÉE SOCIAL

UN FLÉAU SOCIAL

—

LA SYPHILIS

et l'organisation de la lutte antisyphilitique

PAR

LE DOCTEUR LEREDDE

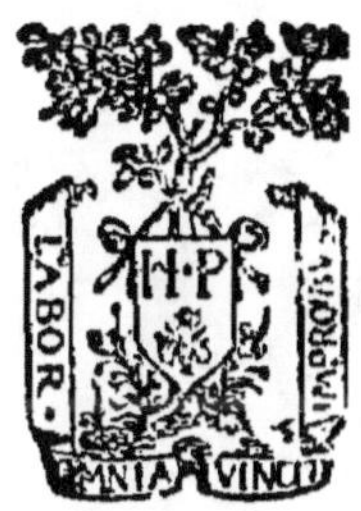

PARIS

LIBRAIRIE PLON

PLON-NOURRIT et Cⁱᵉ, IMPRIMEURS-ÉDITEURS

8, RUE GARANCIÈRE-6ᵉ

—

Tous droits réservés

AVANT-PROPOS

Les recherches qui révèlent à l'homme les mystères du monde, celles qui lui permettent de maîtriser et d'utiliser les forces de la nature, souvent pour massacrer ses semblables, les merveilles de la physique, de la chimie et de la mécanique, l'aviation, la télégraphie sans fil, ont-elles un intérêt égal à celui des découvertes qui assureront à tous les enfants de notre espèce une vie de durée normale et une santé normale? La presse fait tous les jours du bruit autour des premières; en médecine, elle accueille des faits sensationnels, presque toujours inexacts, et néglige les travaux qui, peu à peu, préparent une humanité nouvelle et meilleure, affranchie de ses tares.

Ne soyons pas injustes cependant pour les sciences dont le but direct n'est pas de combattre la maladie et d'éloigner la mort. Leurs progrès ont été nécessaires à ceux de la médecine même; les méthodes de la bactériologie sont dues à un chimiste.

Depuis Pasteur, la guerre — une guerre féconde et qui ne fait pas de victimes — est engagée contre les maladies humaines. Celles qui frappent l'imagination populaire et ne sont pas, à beaucoup près, les plus dangereuses, choléra, peste, fièvre jaune, typhus exanthématique, ont disparu, ou peu s'en faut, des pays civilisés. La diphtérie, la fièvre typhoïde deviennent rares. La mortalité due à la rougeole et à la scarlatine s'atténue graduellement.

Restent les grandes infections chroniques qui tuent, à elles seules, deux ou trois fois plus d'individus que toutes les autres, qui font de l'homme un infirme avant de le tuer, le frappent parfois dès sa naissance et le mettent à la charge de ses semblables.

***

Les maladies ne sont pas un châtiment subi par l'homme, exilé du paradis terrestre, ni, comme le croient encore la plupart des médecins, l'effet d'un génie de l'espèce, malfaisant et métaphysique, qui frappe celle-ci de génération en génération. Elles s'expliquent par des causes externes : forces physiques, agissant d'une manière brutale ou lente, agents chimiques, qui empoisonnent; elles sont presque toujours le résultat d'une invasion de microbes et de leur passage d'un être vivant à un autre. La maladie est une lutte de l'organisme contre les agents pathogènes.

L'action d'un microbe n'est pas, chez un malade, exactement ce qu'elle est chez un autre. Bénigne chez celui-ci, l'infection sera grave chez celui-là, elle frappe tel organe chez le premier, tel autre chez le second. L'hérédité, les états pathologiques antérieurs, les troubles fonctionnels qu'ils ont pu laisser interviennent dans les localisations, l'évolution, le pronostic. Mais quelle que soit l'influence du terrain, la maladie reste une, parce qu'elle est due à une seule et même espèce parasitaire.

L'existence de maladies de cause interne, admise de tout temps comme une vérité indiscutable, n'est plus qu'une hypothèse.

Les autres peuvent être prévenues par les moyens qui protègent l'organisme contre l'action des causes externes dont elles sont l'effet. L'ébullition de l'eau chargée de germes typhoïdiques ou cholériques, la désinfection des crachats tuberculeux, la destruction des poux qui transportent les germes du typhus exanthématique, la vaccina-

tion antivariolique elle-même sont des moyens de prophylaxie.

L'action médicale s'étend plus loin; elle peut poursuivre, détruire le parasite dans l'organisme qu'il a pénétré, faire disparaître les lésions dont il est l'origine. Elle peut prévenir la transmission de l'infection, en supprimant et en prévenant les lésions contagieuses.

**

Parmi les infections chroniques, il en existe une, beaucoup plus fréquente et qui paraît déjà plus meurtrière que la tuberculose elle-même. Elle est l'ennemi le plus redoutable de la race humaine : contagieuse, elle atteint la femme après l'homme; héréditaire, les enfants et les petits-enfants. La plupart de ses victimes en ignorent l'existence; celles qui se savent atteintes, obéissant à un préjugé stupide, n'avouent pas au médecin qu'elles la connaissent et l'empêchent de la chercher chez les membres de leur famille.

L'importance de cette infection est méconnue, parce que médecins et malades lui donnent le nom des affections innombrables dont elle est la cause. Elle s'appelle apoplexie, hémorragie cérébrale, ramollissement, méningite, épilepsie, paralysie générale, myélite, ataxie locomotrice, atrophie musculaire, maladie du cœur, aortite, anévrisme, angine de poitrine, artério-sclérose, bronchite chronique, asthme, emphysème, ulcère d'estomac, cirrhose du foie, néphrite chronique, goitre exophtalmique...; chez l'enfant, débilité congénitale, sclérème, athrepsie, cachexie, entérite, rachitisme, méningite, convulsions...

Sous ces noms et sous bien d'autres, se dissimule une seule et même maladie, qui est la syphilis. Nous n'en connaissons pas encore toutes les conséquences; nous ne pouvons déterminer d'une manière exacte la mortalité qu'elle détermine. Même si on ne tient compte que de ses effets directs, car il en est d'autres, et elle intervient dans le développement de la tuberculose et du cancer, elle est à n'en plus douter le plus grave des fléaux sociaux.

***

Nous pouvons supprimer ce fléau et même d'une manière rapide. Les moyens techniques qui permettent d'en amener la disparition sont aujourd'hui connus. Reste à faire l'éducation du médecin, de l'opinion publique, des pouvoirs publics, et à déterminer ceux-ci à créer sans retard, sans économies mal comprises, avec la collaboration du corps médical, une organisation analogue à celle qui se réalise actuellement dans des pays voisins.

LA SYPHILIS
ET L'ORGANISATION
DE LA LUTTE ANTISYPHILITIQUE

PREMIÈRE PARTIE

CHAPITRE PREMIER
LA SYPHILIS, MALADIE MICROBIENNE

A la fin du quinzième siècle et au commencement du seizième, on décrivit pour la première fois une grande maladie contagieuse se transmettant surtout par voie sexuelle, manifestée à son début par une plaie, un « chancre », au lieu d'inoculation, puis des accidents de la peau et des muqueuses qui peuvent prendre un caractère destructif. Dès le seizième siècle, on reconnut que cette maladie, redoutée en raison des lésions visibles qui en dénonçaient les victimes, peut déterminer au niveau du système nerveux, dans les viscères, des lésions analogues à celles qu'on peut observer au niveau de la peau (gommes). En fait, l'histoire de la syphilis est restée incomplète jusqu'à nos jours, elle n'est bien connue que de date récente ; nous n'en connaissons

9

même pas encore toutes les conséquences, dont le nombre est illimité.

De nombreux auteurs pensent que la syphilis est apparue en Europe après la découverte de l'Amérique, importée à la suite des voyages de Christophe Colomb. Il me paraît certain qu'elle a existé de tout temps, sous les formes où elle se rencontre aujourd'hui, par exemple à la campagne, et sous lesquelles elle n'est pas encore reconnue par de nombreux médecins, malgré les descriptions données dans les livres.

***

Il s'agit d'une infection de caractère chronique, due à un microbe décrit en 1905 par le docteur Schaudinn.

Ce microbe, spirochète, tréponème, est un spirille en forme de tournevis ou de tire-bouchon, très régulier, long de 10 à 15 millièmes de millimètre, extrêmement mince (1/2). Il est mobile dans les humeurs et abondant dans la sérosité du chancre initial, où on peut le découvrir à l'ultramicroscope. Il est malheureusement à peu près impossible de rencontrer pendant la vie ce parasite dans d'autres lésions ; le diagnostic de l'infection, par les méthodes bactériologiques, n'est pratique qu'à son début (v. p. 33), où il a, d'ailleurs, une importance capitale.

Par bonne fortune, le diagnostic scientifique peut être posé dans des cas nombreux, grâce à la découverte d'altérations du sérum qui sont propres à la syphilis. En 1900, les docteurs Bordet et Gengou ont montré que les sérums d'espèces animales qui ne détruisent pas, ne dissolvent pas à l'état normal (*hémolyse*), les globules rouges d'autres espèces, peuvent devenir *hémolytiques*, après injection de ces globules rouges dans le péritoine, et ont déterminé les conditions de ce phénomène biologique. La présence dans le sérum sanguin des syphilitiques de certaines substances peut empêcher l'hémolyse (Wassermann) et démontrer ainsi l'existence de l'infection. Il est bien établi aujourd'hui que la réaction de Bordet-Wassermann a, au point de vue pratique, une valeur « spécifique ». Elle ne se rencontre dans aucune maladie connue sous les climats tempérés, elle n'existe en particulier ni dans la scarlatine, ni dans le paludisme comme on l'a cru jusqu'à ces dernières années.

La réaction ou séroréaction de Bordet-Wassermann, de même que les réactions plus sensibles fondées sur le même principe (Hecht, Jacobsthal, M. Stern, méthode de désensibilisation), apparaît dans le sérum sanguin des syphilitiques trois semaines après le début du chancre (réaction positive), elle augmente graduellement d'intensité jusqu'au début de la roséole dont nous parlerons bientôt, puis s'atténue peu à peu, *spontanément*. Chez certains, elle reste indéfiniment positive, révélant ainsi la présence d'une infection active latente.

Cette réaction peut être positive chez les syphilitiques dans d'autres humeurs que le sérum sanguin, en particulier dans le liquide céphalo-rachidien.

Mais la séroréaction peut rester négative, après la période initiale, chez de nombreux syphilitiques, atteints même de lésions graves. Une réaction positive, faite d'une manière méticuleuse par des « sérologistes » compétents, révélera l'existence de la syphilis ; *une réaction négative ne permettra jamais de l'exclure.*

Il faut ajouter que chez tout syphilitique, l'infection du système nerveux est constante, ceci dès le début de la maladie, et se traduit par des altérations du liquide céphalo-rachidien qui peuvent, comme celles du sérum sanguin, persister ou s'atténuer avec le temps. Ces altérations, quand la réaction de Bordet-Wassermann du liquide est négative, ne sont pas spécifiques. Mais telle est la fréquence de la syphilis et celle d'une méningite chronique chez les syphilitiques, que la présence chez un malade quelconque des altérations du liquide céphalo-rachidien propres à cette méningite doit être retenue par le médecin comme *signe de présomption* d'une infection par le spirochète de Schaudinn.

Contrairement à ce qu'on observe dans la plupart des infections humaines, le parasite de la syphilis passe, à travers le placenta, de la mère à l'enfant au cours de le grossesse. Il existe une syphilis HÉRÉDITAIRE, CONGÉNITALE, dont l'importance, au point de vue social, est égale à celle de la SYPHILIS ACQUISE et qui est beaucoup plus souvent méconnue. La syphilis héréditaire est elle-même transmissible : l'existence d'une infection de deuxième génération est démontrée ; celle d'une syphilis de troisième et même de quatrième génération paraît d'ores et déjà certaine.

CHAPITRE II

LA SYPHILIS ACQUISE ET LA SYPHILIS
HÉRÉDITAIRE A LEUR PÉRIODE INITIALE
SYPHILIS EXTERNE

Nous savons déjà que la contagion syphilitique se produit surtout par voie sexuelle. Elle a pour point de départ habituel des lésions parfois imperceptibles des muqueuses, surtout fréquentes au début de la maladie, mais que l'on peut rencontrer, *chez des malades mal soignés*, quinze ou vingt ans après celui-ci.

La contagion se fait parfois en dehors de la vie sexuelle : la nourrice peut être infectée au niveau du sein par un nourrisson hérédo-syphilitique, le médecin et le chirurgien au niveau du doigt au cours d'une opération; il existe des chancres de la barbe chez les clients du coiffeur, etc.

Entre la date de la contamination et l'apparition de la lésion locale qui peut la révéler existe une période *d'incubation*, remarquable par sa longueur dont la durée varie de douze à soixante jours. La durée moyenne est de trois semaines.

Le *chancre, accident primaire, accident initial*, est une lésion limitée, souvent indolente, de surface érosive ou ulcéreuse. Au-dessous de l'érosion ou de l'ulcération, les tissus de la peau ou des muqueuses sont en général indurés. Il existe parfois des chancres multiples.

Le chancre peut être situé dans des régions inaccessibles à l'examen du malade surtout chez la femme ; il peut être nain, imperceptible et même microscopique : ce fait explique un certain nombre de cas de *syphilis ignorée*, sur laquelle je reviendrai.

Les ganglions lymphatiques de la région voisine du chancre sont normalement gros, durs, non douloureux d'ailleurs. ,

Quarante-cinq jours après le début du chancre survient une éruption de taches roses ou rouges au niveau du tronc et surtout des flancs (roséole), éruption non douloureuse et qui reste par suite souvent inaperçue du malade. Elle marque la fin de la *période primaire*, le début de la *période secondaire*. Elle disparaît spontanément.

L'infection générale atteint sa plus grande virulence au moment même où paraît la roséole ; il n'est pas rare d'observer à cette époque une angine, l'anémie, la fatigue, l'amaigrissement et même un peu de fièvre. Des céphalées (maux de tête) sont fréquentes et révèlent l'infection du système nerveux.

Au début et au cours de la période secondaire apparaissent souvent des lésions des muqueuses et parfois des lésions de la peau différentes de la roséole. Ce sont des saillies, des *papules* de forme en général régulière, disséminées ou groupées au voisinage les unes des autres, de couleur rose ou rouge sombre, parfois exulcérées, couvertes d'une croûte, etc.

Les syphilides secondaires des muqueuses ont une importance capitale parce qu'elles sont l'origine habituelle de la contagion : ce sont des érosions fréquentes surtout au niveau de la bouche, petites, superficielles, à peine douloureuses, passagères, mais récidivantes. Il existe d'ailleurs un grand nombre de variétés de lésions muqueuses, que nous ne décrirons pas plus que les variétés des lésions secondaires de la peau.

Au cours de la syphilis, on observe enfin, parfois dès la première année, plus souvent pendant les suivantes, des lésions externes d'un type différent. Ces lésions *tertiaires* diffèrent des *secondaires* par leur caractère limité, leur plus grande importance locale.

Les unes sont des *tubercules*, souvent confluents, formant des nappes ou groupés d'une manière presque géométrique ; la peau est épaisse, infiltrée, dure, de couleur rouge sombre ou violacé, parfois elle se cicatrise au centre, tandis que des tubercules nouveaux se développent à la périphérie. Les lésions tuberculeuses guérissent en laissant, contrairement aux lésions secondaires, des cicatrices définitives et de forme caractéristique.

Les *gommes* se développent dans la profondeur de la peau ou le tissu sous-cutané ; ce sont des lésions limitées, d'abord dures, qui se ramollissent et s'ouvrent à la surface en formant des ulcérations dont les bords sont taillés à pic.

Les lésions tertiaires peuvent apparaître sur toutes les régions de la peau et des muqueuses ; parfois elles ont leur point de départ à la surface des os, qu'elles détruisent plus ou moins, amenant de graves complications locales, perforation du palais, effondrement du nez à sa racine, etc.

La syphilis externe, dont je viens d'esquisser en trois pages la description et qui en occupe plusieurs centaines dans les livres de médecine, est celle qui s'observe dans les hôpitaux spéciaux, qui est connue du public et dont la crainte hante les esprits. En fait, elle n'est pas fréquente, en dehors des accidents du début ; elle guérit avec une extrême facilité dès qu'elle est reconnue, elle n'est pas réellement dangereuse. Les immenses dangers de la syphilis, contrairement à l'opinion commune, sont dus non pas à la syphilis que l'on voit, *mais à celle qu'on ne voit pas*, dont il nous reste à parler.

La syphilis est une infection générale, presque exclusivement dangereuse par ses manifestations locales. La fatigue, l'anémie, l'amaigrissement, qui s'observent parfois au début de la période secondaire, peuvent persister. Parfois les cheveux tombent comme chez les convalescents de fièvre typhoïde ou de grippe, mais cette chute est toujours passagère et disparaît au bout de quelques mois. Les ganglions lymphatiques sont universellement tuméfiés.

Dès la période initiale, à la suite de la roséole, surviennent, chez quelques malades, des symptômes dus à des localisations qui prendront plus tard de l'importance : troubles cardiaques et aortiques, troubles du rein (albuminurie), troubles du foie (ictère), glycosurie, troubles thyroïdiens. Nous savons déjà qu'un des caractères essentiels de l'infection se trouve dans sa localisation constante et précoce au niveau du système nerveux. La méningite, les lésions artérielles qui en sont la suite restent latentes à la période secondaire ou provoquent des maux de tête, des douleurs spinales, des névralgies, parfois des paralysies des muscles de l'œil, des troubles auditifs, allant jusqu'à la surdité, même des phénomènes épileptiques ou paralytiques s'étendant à une moitié latérale du corps (syphilis cérébrale précoce). L'inflammation de l'iris (iritis) est le plus commun des accidents secondaires de l'œil.

Mais, dans la règle, la période secondaire de la syphilis, abandonnée à elle-même ou traitée d'une manière banale, ne s'accompagne d'aucun phénomène grave. Les accidents secondaires, les lésions des muqueuses s'atténuent, disparaissent ; l'infection devient silencieuse : *c'est au bout de huit, dix, quinze, vingt ans ou plus que surviendront les manifestations localisées qui en font la gravité normale.*

* ** *

La syphilis héréditaire peut déterminer toutes les affections qu'engendre l'infection acquise ; elle peut en déterminer qui lui sont propres. Congénitale ou acquise dans la première enfance (nourrissons infectés par la nourrice), l'infection agit sur l'organisme en voie de développement ; lorsqu'elle est antérieure à la naissance, elle détermine des arrêts de développement et des malformations.

On a cru pendant longtemps que la syphilis peut se transmettre du père à l'enfant sans que la mère soit contaminée ; on s'étonnait même du fait que la mère n'est jamais infectée par l'enfant qu'elle nourrit. Le fait s'explique de la manière la plus simple. La mère est toujours atteinte, mais souvent l'infection est latente, obscure et ne se révèle par aucun signe clinique. La séroréaction peut être absente, comme tous les autres symptômes.

La syphilis maternelle peut être suivie de stérilité ; il existe des ménages syphilitiques qui n'ont pas d'enfants, quel que soit leur désir. Dans des cas plus nombreux, et surtout lorsque la mère a été infectée par un syphilitique atteint de date récente, aucun enfant ne vient à terme. La syphilis détermine un nombre invraisemblable d'avortements, de fausses couches ; elle est de ce seul fait une cause de dépopulation. Son importance est telle, son action sur le fœtus si fréquente que toute femme dont les enfants meurent avant terme, en dehors de l'avortement volontaire, doit être présumée syphilitique. Quelquefois l'enfant naît à terme et n'est pas viable, il succombe au bout de quelques heures ou de quelques jours, sans cause connue, ou du fait des malformations les plus graves et les plus variées, cérébrales, cardiaques, imperforation de l'anus, etc.

Mais l'enfant hérédosyphilitique se présente souvent à la naissance comme un enfant normal; les signes de l'infection n'apparaîtront qu'au bout de quelques semaines.

Dans les cas surtout où la mère est atteinte depuis peu d'une infection en pleine virulence, ce seront, vers la fin du premier mois, des bulles (pemphigus) au niveau de la paume des mains et de la plante des pieds. Puis surviendront des lésions de la peau et des muqueuses analogues aux syphilides secondaires de l'adulte, papules, érosions, ulcérations, du coryza. L'enfant ne se développe plus, il s'anémie, se « cachectise »; le foie, la rate sont volumineux; des troubles pulmonaires, des troubles intestinaux, des troubles nerveux le conduisent à la tombe.

Restent des enfants, en nombre énorme, dont l'infection atténuée sera plus ou moins compatible avec l'existence. Les uns, débiles, peu résistants, disparaîtront dans la première enfance, à la suite de troubles intestinaux ou pulmonaires auxquels résistent ceux qui ne sont pas victimes du spirochète; directement ou indirectement, la syphilis est une des causes principales de la mortalité du premier âge que les médecins d'enfants attribuent d'une manière beaucoup trop exclusive à une mauvaise alimentation.

Au delà du premier âge, la syphilis héréditaire se manifeste surtout par des troubles de développement pouvant porter sur tous les organes, mais qui atteignent surtout le système nerveux central et les glandes à sécrétion interne (endocrines) dont nous connaissons aujourd'hui toute l'importance physiologique. Parmi les hérédosyphilitiques, les uns seront des nains, d'autres des géants..., d'autres présenteront les déformations les plus variées du crâne et du squelette; un grand nombre des malformations dentaires, parfois caractéristiques, devenant apparentes à l'époque de la seconde dentition. D'autres seront des idiots, des épileptiques, des imbéciles, ou simplement des enfants surexcités, nerveux, mal équilibrés, ou lents d'esprit, retardés dans l'évolution des facultés intellectuelles ou affectives.

D'autres enfin se développeront d'une manière normale, ne présenteront pas de « stigmates », dont nous allons parler, mais resteront exposés à une des affections localisées que détermine la syphilis héréditaire, comme la syphilis acquise.

CHAPITRE III

STIGMATES DE LA SYPHILIS

Acquise ou héréditaire, l'infection peut déterminer des signes qui ont un caractère permanent et permettent souvent d'en reconnaître l'existence. Ces « stigmates » ont parfois une valeur de certitude, souvent une valeur de présomption ; ils sont dus à des localisations précoces suivies de lésions définitives.

Les stigmates de la syphilis acquise sont peu nombreux. Nous savons que dès la période primaire, le système lymphatique est infecté ; les ganglions, en dehors de ceux qui sont voisins du chancre, se tuméfient, s'indurent légèrement ; on peut les retrouver, longtemps après le début, au niveau du cou, à la face interne des aisselles, à la face interne du bras. La syphilide pigmentaire du cou, qui se révèle par la couleur foncée de la peau semée de taches blanches, est assez rare, elle paraît quelques mois après le début, disparaît à la longue et ne constitue donc pas un stigmate, au sens étroit du terme.

La méningite initiale détermine souvent, par contre, des altérations durables des pupilles. Chez de nombreux malades, la forme de celles-ci devient irrégulière, parfois elles sont inégales ; parfois en état de contraction permanente (myosis) ; la dilatation (mydriase) est plus rare. Le signe d'Argyll Robertson, caractérisé par la disparition du réflexe pupillaire à la lumière (les pupilles se contractent normalement sous l'action d'une lumière vive, chez l'individu sain examiné dans une pièce obscure), est, dans plus de 99 cas sur 100, caractéristique d'une lésion syphilitique du système nerveux central et permet non seulement de reconnaître l'infection, mais, assez souvent, de prévoir des accidents graves. Les réflexes tendineux, au niveau de la rotule, du tendon d'Achille, disparaissent parfois dès la période secondaire; leur exagération, beaucoup plus fréquente, est un trouble assez banal, mais qui prend une réelle importance, lorsqu'elle se manifeste non seulement au niveau du tendon rotulien et du tendon d'Achille, mais de ceux du poignet et du coude.

On donne le nom de « leucoplasie » à une « sclérose » superficielle des muqueuses qui détermine un état blanchâtre, d'aspect cicatriciel et s'observe soit à l'angle interne des joues (leucoplasie commissurale), soit sur les bords, à la face inférieure et même à la face supérieure de la langue. Ces lésions, qu'on attribue en général au tabac, sont dues en fait au spirochète : le tabac en favorise seulement l'apparition et le développement chez les syphilitiques. Parfois ce seront des lésions plus profondes, de véritables brides fibreuses, des sillons, des bosselures au niveau de la langue ; je reviendrai sur ces accidents lorsque j'étudierai les rapports de la syphilis et du cancer (V. p. 67).

Toute lésion tertiaire peut laisser des traces incurables : perforations du palais, destructions du voile, cicatrices de la peau, de dessin régulier, arrondies, polycycliques, sont des stigmates ; parfois une lésion osseuse persistante, au niveau du tibia, de la clavicule ou du sternum, révèle chez un malade l'existence d'une syphilis qui a déterminé des localisations osseuses à une date plus ou moins lointaine.

Restent, parmi les stigmates de l'infection acquise, des signes dus aux lésions des valvules aortiques et surtout de l'aorte elle-même à son origine. Telle est la fréquence de l'aortite syphilitique qu'un souffle, un bruit anormal, une dilatation de l'aorte, sans démontrer à eux seuls la présence du spirochète, la rendent vraisemblable, obligent le médecin à rechercher la syphilis d'une manière méthodique.

****

Les mêmes stigmates s'observent chez les hérédosyphilitiques, surtout à partir de la deuxième enfance, mais il en existe d'autres, si fréquents, si nombreux, qu'on a cru leur présence nécessaire. Or, il existe des cas de syphilis héréditaire sans stigmates.

Les stigmates propres à la syphilis héréditaire s'observent :

Au niveau *de la peau :* cicatrices au niveau de la commissure des lèvres ; vitiligo qui peut s'observer dans l'infection acquise : il s'agit de taches blanches, souvent très étendues, au centre de surfaces hyperpigmentées.

Au niveau *des muqueuses* (langue scrotale, à plis fissuraires profonds).

Au niveau *des yeux :* amblyopie congénitale, nystagmus, strabisme, héméralopie, lésions du fond de l'œil, kératite interstitielle.

Au niveau *de l'appareil auditif :* surdité, surdimutité.

Au niveau *des dents :* dents d'Hutchinson, en tournevis, érosions cuspidiennes, atrophies cuspidiennes, érosions en cupule, en nappe, microdontisme, tubercule de Carabelli.

Au niveau *du squelette :* crâne en boule, hydrocéphalie, microcéphalie, front olympien, crâne natiforme, asymétrie faciale, palais ogival, grand rhumatisme, tibia en lame de sabre, luxation congénitale de la hanche, pied bot, rhumatisme déformant, sternum en entonnoir, gigantisme partiel, hydarthroses multiples.

Au niveau *du système nerveux :* troubles du développement intellectuel et moral, incontinence d'urine, bégaiement, tics, convulsions de l'enfance.

Ajoutons des « dystrophies » et des malformations : nanisme, gigantisme, infantilisme, bec-de-lièvre, déformations du pavillon et du lobule de l'oreille, spina bifida, hypospadias, extrophie vésicale, syndactylie, malformations cardiaques, aortiques, ectasies veineuses, infantilisme utérin, testiculaire...

Cette liste, empruntée en grande partie à Alfred et Edmond Fournier, n'est même pas complète.

De ces stigmates, la plupart ne permettent pas à eux seuls d'affirmer l'existence d'une syphilis héréditaire : certains seulement sont caractéristiques, en particulier la dent d'Hutchinson, le microdontisme, le sternum en entonnoir, le tibia en lame de sabre, la kératite interstitielle, la surdité à début brusque. Les autres sont des signes de présomption, dont la valeur, bien entendu, est d'autant plus grande qu'ils sont plus nombreux : *toute anomalie anatomique, toute malformation n'est pas exclusivement syphilitique, mais toute anomalie anatomique, toute malformation est une présomption de syphilis héréditaire.*

CHAPITRE IV

LA SYPHILIS PROFONDE
DOMAINE DE LA SYPHILIS

La syphilis profonde, qui atteint le système nerveux, l'appareil cardio-vasculaire, l'appareil respiratoire, les viscères abdominaux..., a été mal connue jusqu'à ces dernières années ; elle ne l'est pas encore d'une manière parfaite.

L'ignorance où la médecine est restée jusqu'à nos jours s'explique par des causes multiples. En premier lieu, les syphiligraphes, préoccupés des lésions externes, des formes apparentes, qui attiraient seules l'attention des malades, ont négligé l'étude de symptômes qui auraient pu révéler, dès la période secondaire, les premiers troubles du système nerveux, du cœur ou de l'aorte, du foie ou du rein. Les autres médecins, auxquels s'adressaient les malades atteints d'affections profondes dues au spirochète, ne les rattachaient pas à leur cause réelle, considéraient ces affections comme des maladies locales, qu'ils expliquaient par des causes internes, *endogènes*, hérédité, diathèses, etc.

D'autre part, les médecins ne se croyaient pas autorisés à parler de syphilis profonde dans les cas où les lésions découvertes à l'autopsie ne présentaient pas la structure, à l'œil nu et au microscope, qui est caractéristique des lésions gommeuses, tertiaires, « spécifiques », de la peau. Nous savons depuis peu que des lésions plus simples, beaucoup plus nombreuses, de « sclérose », d'inflammation chronique, sont dues au spirochète ; à côté de la syphilis à lésions « spécifiques » existe une syphilis non spécifique.

D'ailleurs, jusqu'à la découverte du spirochète et de la réaction de Bordet-Wassermann, la preuve scientifique de l'existence de la syphilis ne pouvait être faite dans des cas nombreux où nous pouvons la faire aujourd'hui.

Critériums nosologiques. — La nature syphilitique d'une affection profonde peut être établie :

1º *Par l'existence de séroréactions positives en série.* — Dans la paralysie générale et le tabes (non traité), la séroréaction est constamment positive (les malades se savent habituellement syphilitiques ; il est permis d'affirmer qu'il s'agit de syphilis ignorée, quand il n'en est pas ainsi).

Dans d'autres affections, l'anévrysme de l'aorte, l'angine de poitrine, les aortites subaiguës et chroniques, la séroréaction est positive, de 60 à 90 fois sur 100. Nous ne pouvons affirmer que tout anévrysme de l'aorte, toute angine de poitrine soit syphilitique. Mais il est évident que la syphilis en est, de beaucoup, la cause la plus fréquente.

Dans un nombre beaucoup plus considérable d'affections chroniques, la séroréaction est positive 20, 30, 40 fois sur 100. Si l'on admet que la syphilis atteint un individu sur cinq, et qu'un syphilitique sur trois présente une réaction positive, ce qui est exagéré, le seul fait de la fréquence des séroréactions positives permet d'affirmer l'étiologie syphilitique d'affections, qui peuvent d'ailleurs reconnaître d'autres causes agissantes.

Il est extrêmement rare, d'ailleurs, qu'une affection chronique développée chez un individu dont la séroréaction est positive ne soit pas syphilitique. Par contre, dans de nombreuses affections dues à la syphilis, au moins à la syphilis héréditaire, la séroréaction reste habituellement négative, ce qui étend encore le champ, le domaine de la maladie ;

2° *Par l'existence fréquente de stigmates de syphilis acquise ou héréditaire;*

3° *Par les antécédents personnels du malade.* — L'origine syphilitique de la paralysie générale et du tabes (Fournier) a été établie le jour où il a été constaté que 80, 85, 90 pour 100 des malades présentaient des antécédents précis (chancre, suivi de roséole et de divers accidents secondaires) ;

4° *Par l'enquête familiale.* — L'existence de la syphilis sous toutes ses formes, rencontrée d'une manière quelconque chez les parents, les frères et sœurs d'un malade atteint d'une affection chronique, ne démontre pas l'origine spirochétique de cette affection, mais elle fournit une présomption ; lorsque cette affection se rencontre d'une manière fréquente dans les familles syphilitiques, son origine hérédosyphilitique devient des plus vraisemblables, même quand la séroréaction est habituellement négative : il s'agit de formes de syphilis obscure (Andrain) atténuées, localisées, dont la nature peut d'ailleurs être rendue plus certaine par d'autres preuves (stigmates) ;

5° Enfin, *les effets du traitement d'épreuve* peuvent eux-mêmes apporter des arguments nouveaux. Les agents antisyphilitiques, au moins les arsénobenzènes et le mercure, amènent la guérison des lésions dues au spirochète et ne guérissent pas des lésions d'autre nature. Lorsqu'il s'agit de lésions externes, qui obéissent rapidement au traitement, les effets curatifs permettent d'affirmer l'existence de la syphilis dans des cas où elle n'est que soupçonnée. Dans les affections profondes, l'action thérapeutique est plus lente, mais cependant ses effets sont souvent caractéristiques.

*

Le *domaine de la syphilis* comprend actuellement les affections suivantes :

a) *Syphilis de la peau.* — Toutes les formes de syphilis « spécifique » dont j'ai parlé plus haut, du type secondaire et tertiaire ; en outre, le zona, le vitiligo, l'asphyxie des extrémités, la sclérodermie, la pelade. Ajoutons que certaines affections banales de la peau, eczéma, psoriasis, lichens, prurits, prurigos, sont d'une extrême fréquence chez les hérédosyphilitiques ;

b) *Syphilis des ganglions, de la rate, de la moelle osseuse.* — Toutes les formes de leucémie, de splénomégalie, des adénopathies pseudo-tuberculeuses, l'hémophilie, la chlorose, la chloro-anémie, l'anémie pernicieuse progressive, l'hémoglobinurie paroxystique ;

c) *Syphilis des os et des articulations.* — Pseudoparalysie des nouveau-nés (Parrot). Rachitisme. Ostéite hypertrophiante de Paget. Mal de Pott syphilitique. Arthralgies. Synovites. Pseudo-tumeurs blanches. Arthropathies avec productions ostéophytiques. Malformations (v. stigmates). Fractures spontanées. Fractures et arthropathies des tabétiques ;

d) *Syphilis du cœur et des vaisseaux.* — Troubles de la période secondaire. Myocardites chroniques. Lésions des valvules mitrales, aortiques. Pouls lent permanent. Angine de poitrine. Aortites. Anévrismes. Artériosclérose ;

e) *Syphilis de l'appareil respiratoire.* — Végétations adénoïdes. Ozène. Fibrome nasopharyngien. Syphilis du larynx, de la trachée. Dilatation des bronches. Gangrène. Pneumonie syphilitique. Bronchites à répétition, emphysème, asthme. Pleurésies. Médiastinites ;

f) *Syphilis du tube digestif.* — Dyspepsies. Ulcère de l'estomac. Biloculation. Sténose pylorique. Linite plastique. Pseudo-cancers. Ulcère du duodénum. Entérites du nouveau-né, de l'enfant, de l'adulte. Ptoses ;

g) *Syphilis du foie, du pancréas.* — Ictères bénins, graves, « cirrhoses » de type atrophique, hypertrophique, avec ou sans ascite, avec ou sans ictère. Dégénérescence amyloïde. Diabète. Pancréatites chroniques ;

h) *Syphilis du rein.* — Néphrites subaiguës, chroniques ;

i) *Syphilis des glandes à sécrétion interne* (endocrines). — Thyroïdites. Myxœdème. Petite insuffisance thyroïdienne. Goitres. Goitre exophtalmique (Basedow). Syphilis de la capsule surrénale (maladie d'Addison). Acromégalie ;

j) *Syphilis de l'appareil génital chez l'homme et chez la femme.* — Chez le premier : orchites, épididymites, hydrocèle ; chez la seconde : aménorrhée, métrorragies, etc. ;

k) *Syphilis du système nerveux.* — Dans la syphilis secondaire : méningite, myélite aiguë. Névralgies, paralysies des nerfs périphériques (neurorécidives). Myélite ascendante aiguë de Landry. Formes diverses d'aliénation.

Dans la syphilis ancienne : Paralysie générale. Épilepsie commune. Épilepsie localisée. Hémorragies méningées. Hémorragie cérébrale. Ramollissement cérébral. Chorée. Pachyméningite cervicale hypertrophique. Myélites chroniques. Hémiparaplégie croisée de Brown-Séquard. Tabès. Atrophies musculaires progressives. Sclérose en plaques. Syringomyélie. Paralysie agitante. Paralysie labioglossolaryngée. Névrites (sciatique, etc.). Syphilis mentale (neurasthénie, hypochondrie, mélancolie, démence précoce, etc.).

Toutes ces affections s'observent chez les syphilitiques héréditaires et en outre : la méningite aiguë de l'enfance, la maladie de Little, l'hémiplégie, l'athétose, l'imbécillité, l'idiotie, la maladie de Friedreich qui rappelle le tabès.

Cette liste comprend la plupart des affections chroniques connues chez l'homme. Celles qui n'y figurent pas
sont, en général, des affections dont l'étiologie n'a pas
été étudiée au sens pastorien du mot et dans lesquelles
l'action de la syphilis acquise ou héréditaire n'a pas fait
l'objet de recherches.

Il est possible qu'à la suite de recherches nouvelles,
de plus en plus précises, quelques affections, *très rares*,
doivent être éliminées de ce tableau. Il est probable que
des affections qui n'y figurent pas encore en feront
partie à une date prochaine. Dans la plupart, le rôle
exact du spirochète, la fréquence réelle de l'étiologie
syphilitique, ne sont pas déterminés. Mais nous pouvons
écrire dès à présent que tout individu, atteint d'une
affection locale quelconque, peut être syphilitique, qu'il
le sache ou qu'il ne le sache pas. La syphilis doit être
recherchée par le médecin chez tout malade atteint de
troubles fonctionnels ou d'une affection organique d'évolution chronique, ceci d'une manière systématique, pendant le temps et avec la méthode nécessaire; toute
affection chronique chez un syphilitique devant être présumée syphilitique ou développée sur des lésions syphilitiques.

CHAPITRE V

DIAGNOSTIC DE LA SYPHILIS

La syphilis ignorée. — Un grand nombre d'hommes, interrogés par le médecin, répondent qu'ils se savent syphilitiques ; ils ont eu dans leur jeunesse, ou plus tard, une plaie au niveau des régions génitales, avec hypertrophie des ganglions voisins, suivie au bout de quelques semaines d'une éruption diffuse de taches sur le corps, d'érosions buccales, quelquefois d'une angine, de maux de tête, de chute de cheveux. Ces antécédents, surtout quand ils sont précis, sont d'une importance capitale et permettent à toute époque ultérieure de présumer l'origine d'accidents externes dont la nature est indécise, d'accidents profonds dont la nature ne résulte pas de l'analyse clinique.

Très nombreux malheureusement sont les malades qui n'ont pas de tels souvenirs, soit qu'ils n'aient pas attaché d'importance aux accidents du début, soit que ces accidents aient été réellement d'une importance infime. Il existe, chez l'homme, des chancres imperceptibles ; très souvent la roséole n'attire pas l'attention. Chez la femme, en raison des conditions anatomiques, l'accident primaire est souvent inaperçu.

Ainsi la syphilis est ignorée du malade, et cela si souvent, qu'on peut, sans aucune exagération et d'après des statistiques précises, évaluer à 20 pour 100 le nombre d'hommes, 50 pour 100 le nombre de femmes qui sont syphilitiques sans le savoir. J'ajoute que ces chiffres ne s'appliquent qu'à la syphilis acquise ; j'admets que l'immense majorité, plus de 95 pour 100 des héréditaires, ignorent l'existence de la maladie. Si l'on tient compte de la fréquence de l'infection congénitale (v. p. 53), on peut écrire que 50 syphilitiques sur 100, les deux tiers peut-être, sont atteints d'une infection ignorée.

On comprend la gravité et les conséquences d'un tel fait. La syphilis n'est reconnue que par le médecin qui y pense, qui la recherche, qui interroge tout malade sur ses antécédents et se livre à une enquête complète quand les renseignements sont *négatifs*.

Il existe même des malades qui, se sachant atteints, ignorant le danger du silence, ont la sottise de ne pas avouer, de nier formellement au médecin l'existence d'une maladie qu'ils considèrent comme une maladie honteuse (syphilis dissimulée de Fournier).

A) Diagnostic de la syphilis externe. — Les accidents visibles, cutanés, muqueux, présentent souvent des caractères spéciaux « spécifiques » qui ont été décrits avec une minutie peut-être excessive par les syphiligraphes et qui leur permettent à première vue de reconnaître et d'affirmer l'existence de l'infection.

Mais la difficulté reste grande pour le médecin non spécialisé qui n'est pas entraîné, n'a pas reçu l'éducation syphiligraphique, laquelle est surtout une éducation visuelle. Toute lésion inflammatoire persistante de la peau ou des muqueuses doit suggérer l'idée de la syphilis quand elle présente certains caractères classiques : le chancre est une lésion limitée, indurée à sa base, érosive à sa surface, quand elle n'est pas couverte d'une croûte, accompagnée d'une adénopathie de voisinage, dure, également indolente ; la roséole secondaire se présente sous forme de taches sur le tronc et surtout les flancs, non saillantes, non desquamatives ; les éruptions secondaires sont composées surtout de papules, disséminées ou groupées, un peu saillantes, de forme ronde, de couleur rosée ou rouge, parfois squameuses, parfois croûteuses ; les tubercules tertiaires sont résistants, de couleur sombre, assez souvent agminés au contact les uns des autres, parfois disposés d'une manière géométrique ; les gommes enfin, qui commencent par une « infiltration » de la peau, souvent profonde, à peine inflammatoire, ont une évolution plus rapide, leur surface rougit, elles se ramollissent et s'ulcèrent. Sur les muqueuses, ce sont, à la période secondaire, des érosions, des zones de dépapillation, parfois aux régions génitales des lésions végétantes ; à la période tertiaire, des zones de sclérose superficielle ou profonde, formant sillons, des gommes qui s'enflamment, s'ulcèrent, des lésions scléro-gommeuses.

Mais il existe des chancres syphilitiques, des lésions secondaires et tertiaires de la peau et des muqueuses, qui n'ont pas les caractères classiques, et les descriptions trop minutieuses des cliniciens ont eu l'inconvénient d'amener le médecin à exclure la syphilis dans des cas où elle existe, en particulier à la période du chancre, — à parler de tuberculose de la peau, quand il s'agit de lésions tertiaires, etc. Les syphiligraphes écrivent que la syphilis de la peau s'accompagne *rarement* de démangeaisons, de prurit, ce qui est exact ; le médecin exclut *toujours* la syphilis chez un malade atteint d'une affection prurigineuse.

Chez la plupart des syphilitiques atteints d'accidents externes, la séroréaction est *positive*; elle est très rarement négative quand il s'agit d'accidents secondaires ; elle est rarement négative s'ils sont d'ordre tertiaire. De ce seul fait, grâce au simple examen du sérum sanguin, le médecin peut éviter des erreurs nombreuses.

Lorsqu'une affection de la peau développée chez un malade qui déclare n'être pas syphilitique, dont la séroréaction est négative, ne présente pas les caractères précis des affections cutanées non syphilitiques, telles que l' « eczéma », le « psoriasis », le « lichen plan »..., le diagnostic peut être fait au moyen d'un traitement d'épreuve qui amène en quelques jours la régression des lésions.

Le diagnostic du chancre syphilitique est d'une importance capitale, parce que l'infection à son début est plus curable et plus facilement curable qu'à une période plus avancée ; toute journée perdue, au point de vue du traitement, augmente les chances d'insuccès et rend le succès plus difficile. Les syphiligraphes s'accordent aujourd'hui pour déclarer que le diagnostic au début exige impérieusement l'emploi des moyens de laboratoire, la recherche du parasite dans toute lésion génitale, chez tout individu qui a été exposé à une contamination, quels que soient les caractères de la lésion.

Cette recherche sera même faite au niveau de plaies, d'ulcérations, apparues en dehors des régions génitales, lorsqu'elles s'accompagneront d'une tuméfaction dure et indolente des ganglions voisins.

La séroréaction n'apparaît que trois semaines après le début du chancre ; il ne faut pas attendre qu'elle soit positive pour établir un diagnostic. La recherche du spirochète au niveau d'une plaie suspecte permet, en quelques heures, de reconnaître l'existence de la syphilis.

B) DIAGNOSTIC DE LA SYPHILIS PROFONDE. — 1° *Séroréaction.* — Une séroréaction positive permet d'affirmer l'existence de la syphilis, quand la compétence du chef de laboratoire qui l'a pratiquée permet d'exclure toute erreur, et surtout quand elle a été effectuée par plusieurs procédés qui se complètent et se contrôlent.

Une séroréaction négative ne permet *jamais* d'exclure la syphilis ;

2° *Examen du liquide céphalo-rachidien.* — En l'absence

de réaction positive du sérum sanguin, la réaction positive du liquide céphalo-rachidien permet d'affirmer l'existence de l'infection et même d'une syphilis nerveuse, qui sera souvent une syphilis grave (la séroréaction est toujours positive dans la paralysie générale qui est la plus grave de toutes, et normalement positive dans le tabes).

Chez la plupart des malades, la séroréaction du liquide céphalo-rachidien est négative, mais l'existence d'une méningite de type chronique est fréquente. Chez un malade dont l'infection est incertaine, la présence d'une méningite de ce type est, je l'ai déjà dit, un *signe de présomption;*

3º *Stigmates.* — Quelques-uns ont une valeur de certitude, la plupart de présomption, forte ou légère. Il est bien entendu que la réunion de stigmates de présomption multiples rend la syphilis plus probable, en particulier lorsque plusieurs appareils sont intéressés, ce qui ne peut s'expliquer que par l'action d'une cause morbide commune. Ainsi la présence de troubles des réflexes chez un malade atteint d'un bec-de-lièvre rend la syphilis pratiquement certaine, de même que la coexistence de troubles nerveux et d'une aortite.

La leucoplasie commissurale ou linguale, l'abolition des réflexes rotuliens, le signe d'Argyll impliquent l'existence de la syphilis d'une manière à peu près certaine. La dent d'Hutchinson, la triade d'Hutchinson (dent, kératite, surdité), le microdontisme, le tibia en lame de sabre, le sternum en entonnoir, sont des stigmates de certitude de la syphilis héréditaire ;

4º *Enquête familiale.* — L'existence de la syphilis chez le mari d'une femme atteinte d'une affection chronique rend la nature syphilitique de cette affection vraisemblable, de même que l'existence de la syphilis chez la femme d'un homme atteint d'une affection chronique.

L'enquête familiale a une importance plus grande

encore, s'il est possible, dans le diagnostic de la syphilis héréditaire. J'ai dit que tout enfant de syphilitique doit être présumé syphilitique et que la mère d'un enfant hérédosyphilitique est nécessairement syphilitique elle-même.

L'infection congénitale ne sera bien connue, les limites de son domaine ne seront établies que le jour où le médecin sera libre de rechercher la syphilis, sans être arrêté par les préjugés actuels, chez toutes les personnes appartenant à une famille. Assez souvent l'infection acquise ne sera pas découverte chez les parents mêmes d'un ou de plusieurs enfants hérédosyphilitiques, il faudra remonter aux grands-parents (syphilis de deuxième génération). La syphilis de troisième et de quatrième génération ne peut être démontrée par des preuves directes, elle permet seule de bien comprendre des faits pathologiques qui se rencontrent dans des générations successives, et en particulier des maladies familiales, identiques de l'une à l'autre;

5° *Traitement d'épreuve.* — Le diagnostic de la syphilis acquise est parfois un diagnostic de présomption ; celui de syphilis héréditaire, plus fréquemment, la plupart des hérédosyphilitiques ayant une séroréaction négative et ne présentant que des stigmates de légère valeur, ou même aucun stigmate. Le médecin est ainsi amené, dans des cas nombreux, à procéder d'une manière presque expérimentale et à appliquer un traitement antisyphilitique dont il observera les effets. Souvent la modification des symptômes présentés par le malade, l'augmentation de poids, l'amélioration de la santé générale, l'atténuation des altérations du milieu sanguin (hémo-diagnostic) confirmeront le diagnostic et lui donneront peu à peu une réelle certitude.

CHAPITRE VI

TRAITEMENT DE LA SYPHILIS

Je ne puis résumer, en quelques pages, les idées contradictoires qui ont eu cours et règnent encore sur le traitement de la syphilis. Les syphiligraphes ont été préoccupés jusqu'ici beaucoup plus d'inventer des moyens et des procédés nouveaux, que de simplifier et d'unifier les méthodes. A une époque où la gravité de la syphilis, au point de vue individuel et au point de vue social, est devenue éclatante, où des moyens thérapeutiques d'une activité considérable ont été découverts, les syphilitiques restent mal soignés. Les causes se trouvent dans l'esprit individualiste et quelquefois peu scientifique d'auteurs dont le médecin accepte l'influence, l'absence d'efforts, dans les sociétés spéciales, pour les amener à des conclusions communes, l'indifférence, qui règne encore, au sujet de *la médecine sociale.*

Le seul traitement efficace, dans les maladies infectieuses, est celui qui s'adresse à leur cause. Nous connaissons, depuis longtemps, ou de date récente, des agents chimiques qui détruisent le spirochète et peuvent faire disparaître les lésions qu'il détermine : mercure, iodure de potassium, arsénobenzènes ; il en est d'autres, tels que les sels de bismuth et sans doute les sels d'urane. Malheureusement, la notion de l'infection syphilitique n'est devenue bien claire que depuis la découverte du parasite et de la séroréaction. En pratique, le traitement obéit encore à des routines anciennes, le médecin poursuit les accidents et non l'infection, les effets et non la cause, il soigne les manifestations de la maladie, non la maladie elle-même et ne peut ainsi mettre le malade à l'abri des accidents futurs. Il s'en remet en outre à des formules mécaniques dont l'efficacité est illusoire.

Tout syphilitique soigné d'une manière « opportuniste » à la période initiale, suivant l'expression de Fournier, est un syphilitique mal soigné. De même des malades quand l'infection est ancienne ou héréditaire, *le but du traitement étant de réprimer celle-ci et non seulement de guérir les accidents qui préoccupent le malade.*

Ceci veut dire en pratique qu'un traitement ne peut être employé s'il n'agit pas sur les signes les plus rebelles, les plus obscurs de l'infection, et ne peut être cessé que le jour où ils auront disparu. Ces signes rebelles, obscurs, sont ceux que seuls les examens de laboratoire permettent de constater.

L'examen du sérum sanguin a pour but de vérifier la disparition graduelle de la séroréaction, et de juger de l'atténuation de l'infection générale ; l'examen du liquide céphalo-rachidien permet d'observer la disparition des altérations méningées plus rebelles que la séroréaction et dont la présence démontre la persistance du spirochète dans le système nerveux. L'emploi des moyens de laboratoire ne peut être discuté, lorsqu'on sait à quel point l'infection varie d'un malade à l'autre ; chez tel malade atteint de syphilis ancienne, la séroréaction, les altérations du liquide céphalo-rachidien disparaissent en moins de six mois, chez tel autre, en deux ans. De même dans la syphilis récente : il existe des cas où la séroréaction devient négative après cinq ou six injections, d'autres où elle ne l'est qu'après vingt-cinq ; des cas où les alté-

· rations du liquide céphalo-rachidien sont minimes, d'autres où elles sont considérables.

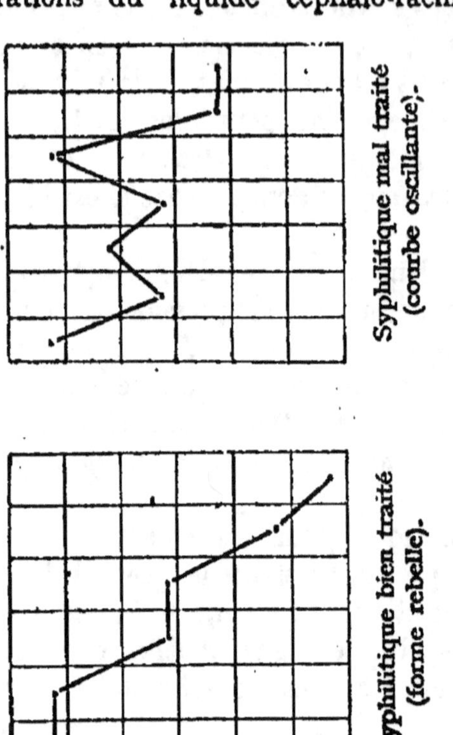

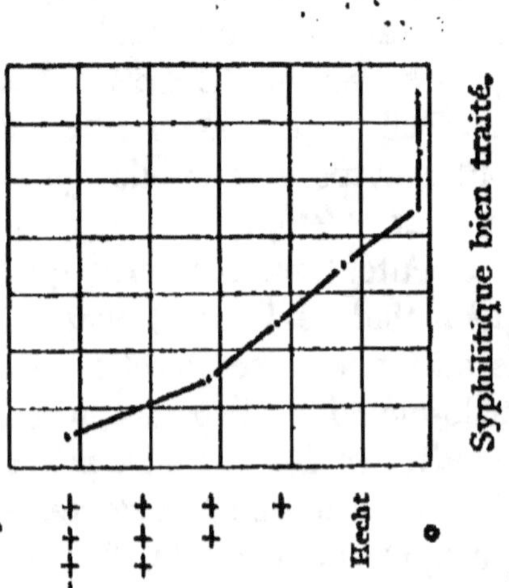

L'énergie du traitement, réserve faite decas exceptionnels, que les recherches de laboratoire permettent seules de constater, est une condition nécessaire du traitement antisyphilitique. Ceci impose l'emploi des agents parasiticides les plus actifs et les doses les plus fortes, à condition, bien entendu, qu'elles ne soient pas dangereuses. Malheureusement, de nombreux médecins n'osent pas faire un traitement énergique, parce qu'ils attribuent à l'usage de moyens trop actifs et de doses qui leur semblent trop élevées des incidents et des accidents qui reconnaissent en réalité d'autres causes.

Nécessaire également est la régularité de l'action thérapeutique. Car toute infection active, réprimée d'une façon insuffisante, tend à reprendre son activité première ; l'effet du traitement pourra être nul lorsque les périodes de repos qui séparent les périodes de cure seront trop prolongées. On peut en juger par la réascension des courbes sérologiques, établies en étudiant l'intensité de la réaction de Bordet-Wassermann avant chaque période de cure. Chez un syphilitique bien traité, le degré de la séroréaction s'abaisse, graduellement ou lentement, mais jamais il ne s'élève, sauf dans les cas où il y a réactivation au début du traitement (1).

Dernière condition essentielle du traitement de l'infection syphilitique : la précocité de celui-ci. Il existe au début une courte période où la guérison complète, totale, paraît pouvoir être obtenue d'une manière habituelle. Cette période dure au maximum trois semaines, depuis l'apparition du chancre jusqu'à celle de la séroréaction. Mais le succès est d'autant plus certain, le traitement nécessaire d'autant moins long, que le traitement est appliqué plus près de l'apparition du chancre ; *toute journée perdue, à partir du moment où celui-ci est reconnu, augmente les chances de non-guérison* (v. prophylaxie, p. 75).

Plus ancienne sera l'infection, plus difficile en sera la répression. Il en est, chez les hérédosyphilitiques, exactement de même que chez les acquis : la méthode idéale est de prévenir l'infection, en soignant la mère pendant la grossesse ; si l'enfant naît infecté, de le soigner à partir du premier mois de la première année.

---

(1) Réactivation : chez un malade dont la séroréaction est négative, celle-ci peut devenir positive, *passagèrement*, peu après le début d'un traitement antisyphilitique. Dans quelques cas, la réactivation permet de confirmer un diagnostic qui s'appuie uniquement sur des présomptions d'ordre clinique.

***

Reste la question de la surveillance du malade, qui exige de nouveaux examens médicaux, lorsque les signes cliniques et les signes fournis par le laboratoire auront disparu. Parmi les symptômes qui peuvent annoncer un retour offensif de l'infection figurent en particulier des troubles des réflexes tendineux, des pupilles et du cœur; et, bien entendu, l'apparition d'une nouvelle séroréaction positive ou de nouvelles altérations du liquide céphalo-rachidien.

D'une manière générale, chez un syphilitique traité à la période initiale, au cours de la période primaire ou au début de la période secondaire et chez lequel la séroréaction est devenue négative et le liquide céphalo-rachidien normal, les examens peuvent être faits à des dates de plus en plus éloignées. Chez les syphilitiques anciens, les récidives sont toujours à craindre, la surveillance sera plus ou moins étroite, plus ou moins sévère, suivant les cas particuliers.

Telles sont les bases sur lesquelles repose la méthode normale de STÉRILISATION de la syphilis, que je ne puis étudier dans ses détails. Un malade chez lequel les signes cliniques ont disparu, à l'exception de quelques stigmates incurables, chez lequel la séroréaction est négative, le liquide céphalo-rachidien, devenu normal, est en état de stérilisation apparente, qui sera parfois définitive. La valeur de la stérilisation dépend : *a)* de la date à laquelle le traitement a été commencé; *b)* du cas particulier, puisqu'il existe des différences d'un malade à un autre qui ont une syphilis de durée égale et traitée d'une manière identique; *c)* surtout de la technique suivie, de l'énergie, de la régularité et de la précision du traitement. Dans les cas où il n'y a pas guérison, au sens absolu du terme, on peut dire qu'un syphilitique, traité par les méthodes actuelles, dans toute leur rigueur, surveillé ensuite d'une manière exacte, aura une vie de durée normale et une santé normale.

En outre, ce syphilitique ne sera pas contagieux : *les méthodes de stérilisation sont les méthodes mêmes de la prophylaxie de la syphilis.*

J'ajouterai quelques mots au sujet de la méthode de Fournier, des moyens de traitement, des dangers de celui-ci, sur lesquels le public doit être éclairé, de ses résultats dans la syphilis ancienne et héréditaire.

Méthode de Fournier. — Le professeur Alfred Fournier, qui a été pendant sa vie le maître de la syphiligraphie universelle, avait compris, bien avant la découverte du parasite et de la séroréaction, la nécessité de soigner la maladie même et de soumettre les malades à une *action préventive* et non « opportuniste ». Pour Fournier, tout syphilitique devait être traité pendant quatre ans, à partir du début de la maladie, six mois les deux premières années, quatre les deux suivantes, par le mercure, puis le mercure et l'iodure de potassium, seuls agents antisyphilitiques connus à son époque.

Cette méthode aurait dû être acceptée et appliquée par tous les syphiligraphes et tous les médecins. Elle n'a plus de raison d'être, depuis qu'il est possible de traiter l'infection d'une manière individuelle, d'en mesurer l'intensité, d'en contrôler la disparition.

Ajoutons que les armes employées par Fournier n'étaient pas assez actives et étaient toujours employées à doses trop faibles. Les syphilitiques, soumis à la méthode, restaient souvent contagieux et exposés aux accidents éloignés de l'infection : un grand nombre conservant au bout de quatre ans une séroréaction positive et des altérations parfois graves du liquide céphalo-rachidien, sans parler de lésions aortiques, des artères cérébrales et de bien d'autres régions, non réprimées.

La méthode de Fournier avait un caractère mécanique. Quelques syphiligraphes veulent agir encore dans le même esprit, pour dispenser médecins et malades des recherches de laboratoire. Ils ont édité de petits « calendriers » de traitement, indiquant les cures que doit suivre un malade pendant quatre années et parfois davantage. Ainsi tous les malades sont traités trop longtemps ; pis encore, un grand nombre ne sont pas stérilisés. Mieux vaut, pour tout malade, subir deux, trois ponctions lombaires, sans parler des examens du sérum sanguin, que de tels traitements : on peut admettre qu'un syphilitique bien traité dès le début doit être soigné *en moyenne* pendant huit ou dix mois et surveillé de près, souvent sans aucun traitement, pendant dix-huit mois ou deux ans.

Enfin la méthode de Fournier ne s'appliquait ni au traitement de la syphilis ancienne, ni à celui de la syphilis héréditaire.

Agents antisyphilitiques. — Les agents antisyphilitiques sont le *mercure*, l'*iodure de potassium*, les *arsénobenzènes*, enfin les *sels de bismuth*, d'invention trop nouvelle, il est vrai, pour qu'on puisse déjà en bien connaître les avantages et les inconvénients ; jusqu'à nouvel ordre, ils ne sont indiqués que chez les malades intolérants aux arsénobenzènes ou au mercure.

L'action de l'iodure de potassium sur l'infection syphilitique est inconstante et superficielle ; les indications de son emploi se limitent au traitement de quelques accidents ; elles restent tout à fait exceptionnelles.

La découverte de l'action du mercure est presque contemporaine de celle de la syphilis. On a constaté, dès le seizième siècle, que ce métal employé en frictions ou en fumigations et ses sels peuvent amener la disparition des lésions externes dues à la maladie. A la fin du dix-neuvième siècle, la thérapeutique mercurielle a pris plus de précision grâce à l'emploi des injections de mercure en émulsion huileuse (huile grise), de calomel, sel insoluble, ou de sels solubles, tels que le benzoate, le biiodure et le cyanure.

La découverte de l'action antisyphilitique des arséno-benzènes, due à Ehrlich, date de 1910. Il s'agit de sels arsenicaux organiques, dérivés de l'acide phénylarsénique, qui, contrairement aux sels inorganiques et à d'autres sels organiques, sont d'une toxicité très faible pour l'organisme humain et présentent d'autre part une activité spirillicide énorme, dont on peut juger par l'injection chez le lapin atteint de syphilis expérimentale. Les sels les plus employés sont l'arsénobenzol (606, salvarsan) et le novarsénobenzol (914, néosalvarsan).

L'infection syphilitique peut être traitée par les arséno-benzènes seuls ou par les arsénobenzènes et le mercure. L'activité parasiticide des composés mercuriels est relativement assez faible, sauf dans les cas où ils sont employés à doses très fortes, correspondant à 2 centigrammes de mercure par jour, en injections (les sels usuels contiennent de 45 à 80 pour 100 de mercure métallique). A ces doses, le traitement mercuriel est très pénible, très difficile à faire supporter par les malades.

Les médecins qui emploient le mercure seul le font à doses trop faibles pour réprimer l'infection dans les cas où celle-ci est un peu rebelle. L'association des arséno-benzènes et du mercure n'aurait pas par contre d'inconvénients graves si elle était appliquée suivant les règles indiquées plus haut, dans le but d'amener la stérilisation ; elle l'est malheureusement par routine, par suite d'une confiance véritablement religieuse dans les vertus du mercure, qui existent, mais seulement à la condition d'une technique rigoureuse.

Les arsénobenzènes s'emploient de préférence en injections intraveineuses. Ces injections sont faites à jeun ; à la suite, le malade se repose quelques heures ; il peut ensuite, en général, s'alimenter et reprendre ses occupations.

Les injections sont répétées en principe tous les huit jours : une série peut comprendre six, huit, dix injections et même davantage. Entre les séries, le malade se repose pendant trois semaines, quatre au plus. Les injections sont faites à doses progressives ; au début de la première série, il est *dangereux* de commencer à doses fortes ou simplement moyennes.

Les injections quotidiennes préconisées par le D' Sicard ne se prêtent pas au traitement régulier de la syphilis et offrent des dangers qui n'appartiennent pas à l'injection hebdomadaire.

Le traitement mercuriel doit être appliqué à doses connues, ce qui exclue les frictions ; à doses fortes, il ne peut bien être pratiqué que sous forme d'injections quotidiennes. Les injections intraveineuses déterminent l'induration des parois vasculaires, sauf sous forme de cyanure de mercure, à condition que la dose ne dépasse pas un centigramme. Contrairement à l'opinion admise par de nombreux médecins, les injections mercurielles intraveineuses ne permettent pas un traitement énergique.

Dangers des traitements antisyphilitiques. — Le mercure, les sels mercuriels, les arsénobenzènes sont, à haute dose, des substances toxiques, *comme toutes les substances actives employées en thérapeutique*, depuis la digitale jusqu'à l'opium. Mais, aux doses thérapeutiques, leur action toxique est nulle. Les arsénobenzènes, en particulier, ont une action parasiticide puissante, aux doses où ils sont utilisés : un centigramme à un centigramme et demi par kilogramme (606), un centigramme et demi à 2 centigrammes (914). Or, on peut injecter impunément chez l'animal des doses huit ou dix fois plus fortes, un décigramme par kilogramme (606), 15 centigrammes (914).

Cependant, le traitement antisyphilitique, appliqué au moyen du mercure ou des arsénobenzènes, peut amener des accidents graves et même mortels : *ces accidents s'expliquent par des fautes de technique et l'observation insuffisante des malades.* Les préparations mercurielles déterminent des inflammations, parfois graves, parfois mortelles, de la bouche (stomatites) chez les individus dont les gencives ne sont pas en état de propreté complète, des éruptions étendues, des troubles intestinaux redoutables. Les injections d'arsénobenzol, dans des cas exceptionnels, sont suivies de convulsions épileptiformes et de coma mortel.

Ces faits surviennent *exclusivement au début du traitement,* à la suite d'injections à doses *trop élevées,* chez des malades atteints de syphilis récente avec méningite latente ou de syphilis nerveuse. Ils s'expliquent par des réactions aiguës, survenant au niveau des régions syphilitiques attaquées d'une manière brutale (1).

Bien entendu, on ne peut traiter un syphilitique d'une façon sérieuse sans étudier au début et sans surveiller dans la suite l'état du cœur, du foie, du filtre rénal.

Chez les malades traités par les arsénobenzènes, on observe quelquefois, surtout à la longue, à la suite des injections, des phénomènes de congestion faciale, avec nausées, vomissements, parfois même un état lipothymique passager. Ces crises, *nitritoïdes, hémoclasiques,* sont des accidents impressionnants, mais sans gravité, lorsque le produit est de bonne qualité : on peut les prévenir ou les atténuer par des injections d'adrénaline. Dans les cas rares, où les crises se répètent, s'aggravent, malgré

---

(1) LEREDDE, *Domaine, traitement, prophylaxie de la syphilis,* 2ᵉ édit., Maloine, Paris, 1920.

les précautions prises, on peut parler d'une véritable intolérance : elle peut obliger le médecin à renoncer aux arsénobenzènes pour recourir au traitement mercuriel.

Il en est, en fait, des accidents du traitement anti-syphilitique comme de ceux du chloroforme ; les uns et les autres sont exceptionnels et ne peuvent empêcher le médecin, s'il est soucieux de guérir le malade, d'employer, tous les jours, des moyens d'action qui sont nécessaires. Mais on ne peut manier le mercure, les arsénobenzènes, comme le chloroforme, sans respecter certaines règles : un même moyen ne présente pas les moindres dangers entre les mains des médecins qui les connaissent et devient dangereux quand il est manié par des médecins qui les ignorent.

Parmi les incidents qui suivent les injections, il en est un grand nombre, en dehors de l'apoplexie séreuse, qui s'expliquent par des réactions inflammatoires survenant au niveau des régions malades superficielles ou profondes (réaction de Herxheimer). C'est ainsi que chez les malades atteints de roséole, on peut voir la peau couverte de taches, des pieds à la tête, quelques heures après une première injection d'arsénobenzol.

Ces phénomènes sont surtout communs dans la syphilis ancienne ou héréditaire. Un malade atteint d'une affection cérébrale présentera des troubles cérébraux, un malade atteint d'une affection cardiaque des troubles du cœur, un malade atteint de syphilis rénale une exagération de l'albuminurie, etc. Chez les tabétiques, atteints d'une affection spinale particulièrement riche en symptômes, on observe des crises douloureuses, des troubles de la marche, des troubles vésicaux, etc., etc., mais les douleurs ne surviennent que chez des tabétiques qui souffrent déjà, les troubles de la marche chez des malades qui ont déjà des signes d' « ataxie ».

Tout syphilitique soumis à l'arsénobenzol ou au mercure doit être prévenu que le traitement peut amener une exagération, presque toujours passagère, des phénomènes morbides antérieurs et qu'il n'y a pas à s'en inquiéter. La réaction de Herxheimer impose parfois au médecin l'obligation d'atténuer, passagèrement, l'énergie du traitement ; elle indique dans tous les cas son action utile et la nécessité de le poursuivre.

Résultats du traitement antisyphilitique. — J'ai parlé plus haut des résultats qu'on obtient dans la syphilis récente, lorsque le traitement est appliqué dans toute sa rigueur. Chez les malades atteints de syphilis ancienne ou héréditaire, on ne peut atteindre la guérison totale, la disparition complète de l'infection ; des foyers parasitaires profonds, dissimulés dans des régions fibreuses, scléreuses, restent à l'abri des agents thérapeutiques et peuvent être, à la longue, le point de départ de récidives.

La plupart des affections locales, déterminées par le spirochète, sont cependant curables. La curabilité dépend bien entendu de l'ancienneté des lésions, des désordres qu'elles ont amenés, sans doute de la virulence plus ou moins grande de l'infection. Mais elle dépend aussi, dans une large mesure, de la technique du traitement. Nombreux sont encore les médecins qui ignorent les résultats admirables qu'on peut obtenir chez des syphilitiques atteints d'affections que l'on croit incurables, depuis le tabes et les formes variées de myélite chronique jusqu'aux affections du cœur. Ceci parce qu'ils ignorent la nécessité d'une technique énergique et précise, parce qu'ils ont peur des dangers du traitement, qui n'existent pas, lorsque celui-ci est appliqué d'une manière correcte, parce qu'ils n'ont pas présents à l'esprit les dangers de l'inaction thérapeutique ou d'une action insuffisante.

Appliqué dans la syphilis ancienne ou héréditaire, le

traitement, *bien fait*, peut prévenir des infirmités définitives, remédier à des infirmités qui *paraissent* définitives, amener la guérison d'une affection mortelle.

S'il était vrai que les lésions profondes, dues à la syphilis ancienne, sont incurables, ce qui n'est pas, le fait ne devrait-il pas conduire le médecin à agir d'une façon rigoureuse, au moment où ces lésions n'existent pas encore, à vouloir reconnaître les formes de la syphilis profonde, dès leur origine, ce qui ne peut se faire que par les recherches de laboratoire, à reconnaître et à traiter l'infection héréditaire dès la première enfance ! Quelle que soit la forme sous laquelle on aborde les problèmes relatifs au traitement de la syphilis, l'importance des questions de technique se dégage. Quel que soit l'âge de l'infection, quelles qu'en soient les conséquences, elle ne peut être traitée à doses quelconques, par des moyens quelconques, ni pendant un temps quelconque.

Les règles du traitement de la syphilis héréditaire sont exactement celles qui s'appliquent à l'infection acquise. Les résultats qu'on obtient au moyen des arsénobenzènes, qui peuvent s'employer en injections sous-cutanées ou intramusculaires chez le nourrisson, sont infiniment supérieurs à ceux des préparations mercurielles. Le dosage dépend simplement du poids de l'enfant.

Malheureusement, le diagnostic de l'infection n'est porté chez le nourrisson que dans un nombre de cas très restreint, et les chances de stérilisation réelle diminuent avec les années. Chez l'adulte, *dans quelques cas*, le traitement est des plus difficiles.

La femme enceinte syphilitique doit être traitée avec une précision et une rigueur extrêmes. Dans le cas même *où l'infection* est récente, l'enfant, peut à cette condition, venir à terme, *paraître* sain ; il sera cependant nécessaire de le surveiller de près et de constater, par tous les moyens de recherche, l'absence de syphilis, enfin de le traiter énergiquement, lorsqu'il existera des signes de présomption.

DEUXIÈME PARTIE

CHAPITRE PREMIER

LA SYPHILIS, FLÉAU SOCIAL

Fréquence de la syphilis. — La syphilis est d'une fréquence effroyable qui s'accroît sans cesse en raison du déplacement de la population vers les villes et du service militaire obligatoire. La guerre a déterminé une véritable épidémie. Le nombre des syphilitiques nouveaux en France, de 1914 à 1918, a pu être évalué à 600 ou 800 000.

L'opinion commune des syphiligraphes est que la maladie atteint le dixième de la population aux États-Unis comme en Europe ; dans les très grandes villes, le cinquième peut-être. Dujardin, de Bruxelles, admet qu'il existait, *avant la guerre*, 3 millions de syphilitiques en Angleterre, un chiffre égal en France, 6 millions en Allemagne, 4 millions en Autriche-Hongrie, 500 000 en Belgique. Mais les statistiques ne peuvent tenir compte de la fréquence de l'infection héréditaire qui est inconnue, et paraît dès maintenant égale à celle de l'infection acquise. Quelques documents relatifs à la syphilis rurale, en France, révèlent son importance et l'importance de la syphilis héréditaire en particulier.

Le docteur Étienne, de Vernon, a rencontré, sur

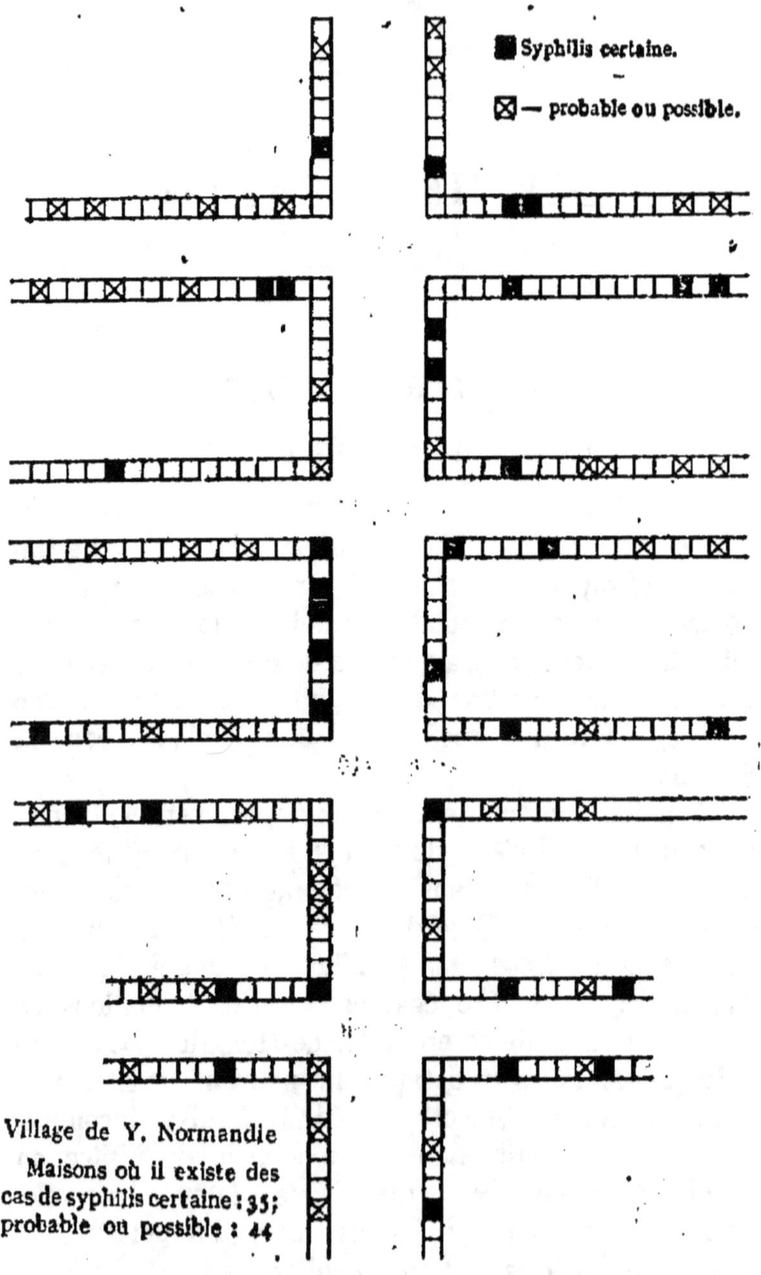

522 individus atteints des affections chroniques les plus

variées, 82 cas de syphilis acquise certaine, 161 cas de syphilis héréditaire certaine, 39 cas de syphilis acquise possible et 117 de syphilis héréditaire possible. Au total, 399 (1).

Un médecin, qui exerce dans un village de Normandie de 1 300 habitants, a rapporté les résultats de son observation, qui confirment les faits précédents. Sur 310 maisons, il a trouvé dans 35 des cas de syphilis certaine, dans 44 des cas d'infection possible ou probable. Ce médecin ne connaît pas d'ailleurs tous les syphilitiques de son village (2) (v. p. 52).

La fréquence de la tuberculose, dans ce village, est infiniment moindre : ce médecin observait en 1920 deux cas en évolution, deux cas en état de guérison apparente et avait observé, en dix ans, huit cas seulement de mort par tuberculose pulmonaire.

Gravité de la syphilis. — La gravité de la syphilis est due à ses localisations, beaucoup plus qu'à la virulence de l'infection. Ce qui explique l'erreur ancienne de Fournier, écrivant que le pronostic de la maladie s'atténue avec le temps, *ceci parce qu'il en ignorait le domaine exact.*

Cette gravité est démontrée par des recherches précises, relatives à la *surmortalité* des syphilitiques. C'est ainsi que le docteur Matthœus, d'Iéna, a relevé 149 morts sur 567 individus suivis à partir de la période secondaire, alors que la mortalité n'aurait dû être que de 86. Tiselius, Bayet ont constaté qu'à tout âge, la mortalité des syphilitiques est supérieure à celle des individus in-

(1) LEREDDE, *Nouvelles études sur la syphilis*, Paris, Maloine, 1921.

(2) LEREDDE, *Étude sur la syphilis dans un village français.* Société de médecine de Paris, octobre 1921.

demnes ; de quarante à cinquante ans, elle est, à peu de

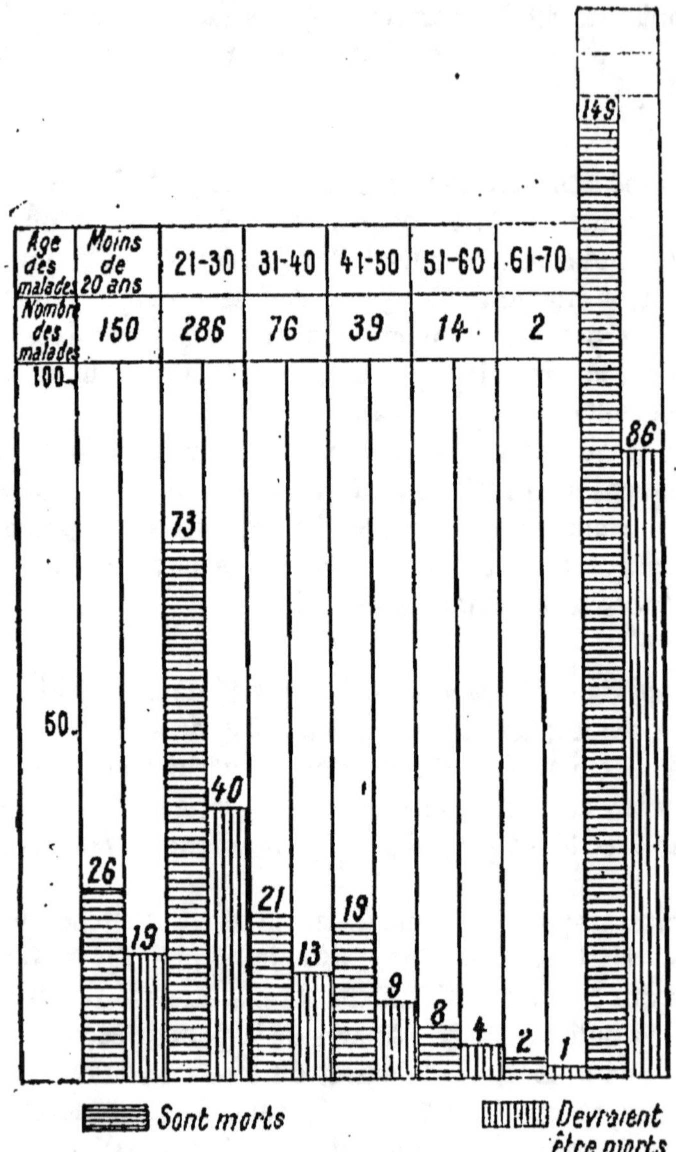

Pourcentage des syphilitiques et des sujets
sains morts par périodes de dix années (MATTHŒUS).

chose près, deux fois plus considérable chez les premiers.

Encore ces chiffres sont-ils inférieurs aux chiffres réels, un nombre important de syphilitiques étant atteints d'une infection ignorée.

Dujardin, se fondant en particulier sur un travail de Mattauschek et Pilz, admet que 40 pour 100 des syphilitiques meurent des suites de l'infection (15 pour 100

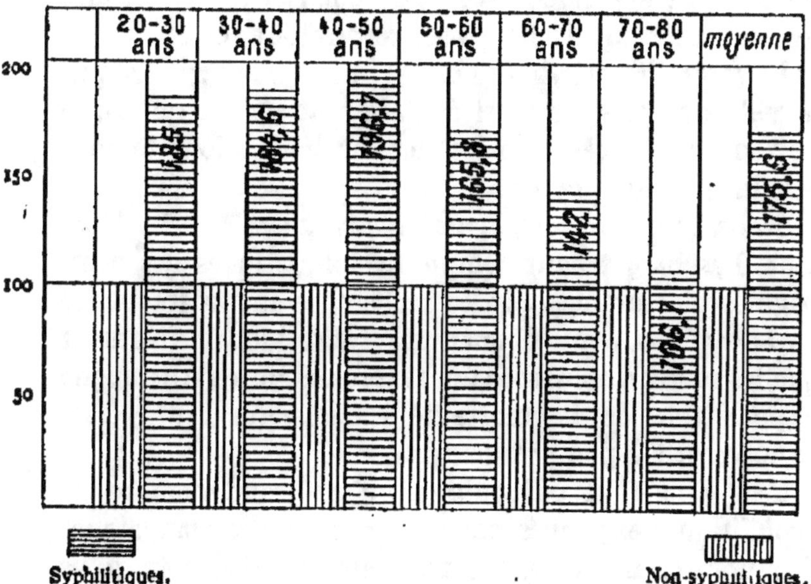

Mortalité comparée des syphilitiques et des sujets sains
(Tiselius Bayet).

d'affections nerveuses, 10 pour 100 d'affections cardiovasculaires). La vie *moyenne* des syphilitiques est inférieure de quatre à cinq ans à celle des individus sains. La gravité paraît être à peu près la même chez les malades traités par les anciennes méthodes que chez ceux qui n'ont pas été traités.

Mortalité syphilitique. — Statistiques officielles. — Le mot *syphilis* figure sur les statistiques officielles à côté de celui de la tuberculose et des maladies générales d'origine infectieuse, diphtérie, fièvre typhoïde, rougeole, etc. Mais ces statistiques n'attribuent à la syphilis que les morts qui lui sont imputées par les médecins de l'état civil ; la mort étant due presque toujours chez les syphilitiques à des affections localisées dont le spirochète est la cause, elles sont classées par ces médecins sous l'étiquette de maladies locales ; elles figurent parmi les maladies du système nerveux, du cœur et des vaisseaux, du foie, du rein, de l'appareil respiratoire, etc.

La mortalité attribuée chaque année à la syphilis par la ville de Paris est ainsi évaluée à un chiffre qui varie de 100 à 120 décès ; elle est, comme nous allons le voir, infiniment plus grande.

Statistiques des compagnies d'assurances. — Le docteur Blaschko, tenant compte des statistiques des compagnies d'assurances et des recherches sur la fréquence de la syphilis, a pu donner un chiffre global. Il admet que les morts qui lui sont dues représentent en Allemagne 6 pour 100 de la mortalité globale (ce qui ferait 60 000 morts à peu près par an).

Mais il ne faut pas oublier qu'un grand nombre de syphilitiques examinés par les médecins des compagnies d'assurances ne déclarent pas leur maladie, soit qu'ils la dissimulent, soit qu'ils en ignorent l'existence (fréquence de la syphilis acquise ignorée : chez l'homme 20 pour 100, chez la femme 40 à 50 pour 100 ; de la syphilis héréditaire ignorée, 95 pour 100 au minimum).

Les médecins des compagnies d'assurances ne découvrent l'infection, quand elle n'est pas déclarée par l'assuré, que chez un nombre d'individus restreint, du fait de la présence de stigmates ou de l'existence d'affections normalement syphilitiques. La recherche *en série* de la séroréaction, qui serait utile, laisserait elle-même de côté un nombre de malades considérable.

Rôle de la syphilis dans la mortalité déterminée par les « maladies locales ». — Les chiffres relatifs à a mortalité syphilitique donnés par les statistiques officielles sont ridicules, il faut le dire en toute franchise, parce que la nomenclature a été établie suivant une langue antérieure à l'ère pastorienne ; elles parlent de « maladies générales », comprenant la plupart des infections aiguës, la tuberculose, et de « maladies locales » que l'école « topologique » considérait et considère encore aujourd'hui comme des maladies indépendantes ; celles-ci figurent dans les statistiques en l'absence de toute mention relative à leur étiologie.

Ces « maladies locales », réserve faite de quelques maladies aiguës d'origine infectieuse, telles que la pneumonie ou les angines, ne sont que des affections ; toutes ou à peu près peuvent être déterminées par le spirochète. Les morts dues à la syphilis sont attribuées par les statistiques et les médecins de l'école topologique à la paralysie générale, au tabes, à l'hémorragie cérébrale, à des myocardites, des aortites, des anévrismes, des néphrites, des cirrhoses..., bref, à des processus anatomocliniques, qui sont des résultats, et figureront un jour prochain, pour une part importante, dans les livres de médecine sous les titres syphilis cérébrale, syphilis spinale, cardiaque, aortique, hépatique et rénale.

S'il existait pour chaque « maladie locale » des travaux permettant de connaître avec quelle fréquence, dans quelle mesure elles sont dues au spirochète de Schaudinn, il nous serait facile de connaître également, par de simples additions, la mortalité syphilitique. Ces travaux restent rares. Les jeunes médecins, élèves de notre génération, pénétrés de ses dogmes, ne comprennent pas encore que les progrès de la médecine et de la thérapeutique sont liés d'une manière étroite à ceux de la nosologie, et que le problème essentiel de la médecine actuelle est de déterminer, pour chaque affection chronique, le rôle étiologique de la syphilis, celui de la tuberculose, et de découvrir les causes *agissantes* de l'affection lorsqu'elle n'est ni tuberculeuse, ni syphilitique.

On peut cependant chercher à évaluer la fréquence de la syphilis dans un certain nombre d'affections chroniques en s'appuyant en particulier sur la fréquence des séroréactions positives, chez cent individus atteints de l'une ou l'autre de ces affections.

Les unes sont syphilitiques de manière constante : toutes les morts attribuées dans les statistiques officielles à la paralysie générale et au tabes le seront à la syphilis, qui en est la cause nécessaire.

D'autres, infiniment plus nombreuses, sont souvent, assez souvent ou quelquefois syphilitiques et dues, quand elles ne le sont pas, à d'autres causes agissantes (que nous ne connaissons pas d'ailleurs, quand il ne s'agit pas de tuberculose).

L'action du spirochète, la nature « spécifique » (au sens étiologique du terme) d'affections dont les lésions n'ont bien souvent rien de « spécifique » (au sens anatomique), est révélée par la fréquence des séroréactions positives chez les malades atteints.

Depuis que Letulle et Bergeron, pour ne prendre qu'un exemple, ont découvert, sur 18 cas de cirrhose, 7 individus dont la séroréaction était positive, 12 sur 42 cas de néphrite chronique, personne ne conteste la nature syphilitique des cirrhoses ou des néphrites chroniques dans des cas nombreux.

J'ai évalué, dans un travail publié en 1913, au chiffre de 3 364 le nombre des morts déterminées à Paris en 1910 par la syphilis (chiffre officiel : 111 !) en attribuant à l'infection tous les cas de paralysie générale et d'ataxie, trois quarts des cas d'angine de poitrine, la moitié des cas d'anévrisme, athérome, affections artérielles, le tiers des cas de mort par affections spinales en dehors de l'ataxie, hémorragie cérébrale et ramollissement, affections diverses du système nerveux, un cinquième des cas de mort par cirrhose du foie, mal de Bright, un

dixième des morts par encéphalite, méningite non tuberculeuse, épilepsie, néphrite aiguë, affections non tuberculeuses des os, mort subite. Le chiffre de 3 364 comprend 80 morts par cancer buccal d'origine syphilitique,
— je reviendrai sur la question.

Le nombre des morts à Paris ayant été en 1910 de
45 814, la syphilis aurait donc déterminé 7 pour 100 des
décès.

Le professeur Bayet a publié récemment un travail
sur la mortalité par syphilis à Bruxelles ; en adoptant
mes coefficients, à quelques détails près, et en tenant
compte des morts par affections gastriques, intestinales,
par affections liées directement ou indirectement à
l'infection congénitale, il admet que 284 morts, en 1913,
peuvent être attribuées à la syphilis, sur 2 534, soit
11 pour 100 de la mortalité totale (population de Bruxelles
ville en 1913 : 175 808 habitants). La tuberculose a tué
426 individus (16 pour 100 de la mortalité globale).

En fait, ces études sur le rôle qui appartient à la syphilis
dans la mortalité attribuée à des maladies locales, aussi
bien que celles qui ont pour base les documents prove-
nant des compagnies d'assurances, conduisent à des
chiffres *très inférieurs aux chiffres réels*. La mortalité
par syphilis dépasse d'une manière certaine, très largement, le chiffre de 3 300 chaque année, à Paris, et celui
de 30 à 40 000 auquel on pourrait, sur cette base, évaluer
la mortalité annuelle en France.

La fréquence des séroréactions positives dans les
affections viscérales et nerveuses ne révèle en fait l'infection que dans un nombre de cas *minimum*. Ceci
parce que les affections spirochétiques les plus graves
peuvent s'accompagner d'une séroréaction négative, ce
que savent tous les médecins informés.

Si les affections dues à la syphilis acquise s'accompagnent souvent — mais non dans tous les cas — d'une
séroréaction positive, il en est d'ailleurs autrement de

celles qui sont liées à la syphilis héréditaire ; de ce fait, l'épilepsie fournit un exemple remarquable.

Cette affection est *habituellement* d'origine syphilitique : la preuve, ou de fortes présomptions, suivant les cas, résultant des antécédents des malades, de l'état des parents, des collatéraux, de la présence de stigmates, de l'association d'affections fréquemment syphilitiques (je soigne par exemple en ce moment un homme de vingt-huit ans atteint de grande épilepsie récente : une sœur a présenté des « crises nerveuses » et a été traitée à la Salpêtrière, lui-même présente un souffle net d'aortite, vérifié par un cardiologue). L'action du traitement peut être entièrement curative, quand l'épilepsie est récente. *Cependant la séroréaction sanguine reste négative dans la grande majorité des cas.* L'examen du liquide céphalo-rachidien révèle très souvent l'existence d'une méningite chronique, sans permettre d'en affirmer la nature syphilitique (j'ai vu, chez un malade, une séroréaction positive du liquide céphalo-rachidien avec séroréaction négative du sérum sanguin). La séroréaction sanguine, qui n'est pas un guide suffisant pour explorer d'une manière complète le domaine de la syphilis acquise, reste donc tout à fait insuffisante pour connaître celui de la syphilis héréditaire, pour en déterminer les conséquences, par suite pour connaître la mortalité due aux affections qu'elle engendre.

Le nombre des morts attribuées à l'épilepsie vulgaire, à Paris, est des plus restreints (31 en 1910). Mais si l'infection héréditaire de première, deuxième ou troisième génération se révélait génératrice d'hémorragie cérébrale et d'apoplexie, qui déterminent le vingtième de la mortalité totale (2 303 morts à Paris en 1910), aussi souvent que d'épilepsie, on peut prévoir à quel degré, dans quelle mesure s'élèveraient les chiffres de la mortalité syphilitique.

Ceci n'est qu'une hypothèse, relative à des affections

dont l'étiologie reste mal déterminée, qui apparaissent encore aux médecins de notre génération comme des maladies locales, liées à l'évolution sénile et aux lésions artérielles qu'elle peut amener (??). Jusqu'à nouvel ordre, l'hémorragie cérébrale est une maladie « essentielle », comme tant d'autres, qui se développe en l'absence de causes agissantes et intéresse le médecin seulement au point de vue clinique tant que le malade vit, et au point de vue anatomique quand il est mort. Mais il est d'autres « maladies » qui déterminent une mortalité élevée et dans lesquelles le rôle de la syphilis apparaît d'une manière plus claire.

La statistique de la Ville de Paris attribue, en 1910, 789 cas de mort à la méningite (tuberculeuse exceptée). J'ai attribué, sur ce chiffre, à la syphilis un dixième des cas de mort, soit 78. Évaluation modeste : il est bien possible que la méningite syphilitique détermine chaque année à Paris 300, 500 morts, ou davantage. Il n'est pas rare qu'un médecin parle de méningite tuberculeuse dans des cas où il s'agit de syphilis ; en fait, une méningite subaiguë, chez un enfant, est tuberculeuse *par défi- nition*, et il serait curieux de savoir dans combien de cas un médecin, *je parle des meilleurs*, appelé en consultation pour un enfant atteint de « méningite », étudie la séroréaction sanguine, l'étudie chez les parents, recherche chez ceux-ci les stigmates et les antécédents, étudie, suivant la même méthode, les frères et sœurs du petit malade !...

J'ai publié l'observation d'un médecin de Paris atteint de myocardite syphilitique méconnue (avec séroréaction positive et leucoplasie buccale). La femme du malade avait eu, après une fausse couche gémellaire, deux jumeaux, l'un de ceux-ci mourut à huit ans de méningite déclarée tuberculeuse par deux médecins d'enfants des plus connus.

*
* *

Je n'ai attribué à la syphilis que le tiers des morts par maladie organique du cœur (3 333 décès à Paris en 1910). Ce chiffre est certainement trop faible. La syphilis est de beaucoup la cause la plus fréquente des myocardites chroniques, des affections de l'orifice aortique, des aortites chroniques... Elle détermine, à n'en pas douter, plus du cinquième des cas de cirrhose, de néphrite chronique et beaucoup plus du dixième des cas de mort subite qui sont habituellement liés à des lésions du cœur ou du système nerveux central.

Les documents que je pouvais utiliser en 1913 ne m'ont pas permis de faire figurer dans ma statistique les affections du système respiratoire ni celles du tube digestif. Les premières, après élimination des infections aiguës localisées, bronchite aiguë, bronchopneumonie, de la tuberculose, ont tué, en 1913, 2 200 Parisiens (j'arrondis les chiffres). L'école anatomoclinique parle d'emphysème, de congestion pulmonaire, de bronchite chronique, chez un nombre considérable de malades qui peuvent être atteints de syphilis pulmonaire non reconnue, parce qu'elle n'est pas recherchée. (J'ai démontré, pour ma part, que l'emphysème, de vingt à quarante ans, est habituellement, sinon toujours, lié à la syphilis héréditaire.)

Les affections du tube digestif, de la rate et du foie, après exclusion des angines, des hernies, des obstructions intestinales, des péritonites et bien entendu du cancer ont tué en 1913 environ 3 400 individus. Sur ce total figurent 926 morts par cirrhose et affections diverses du foie : 50 pour 100 peut-être sont syphilitiques, 1 384 morts sont attribuées à l'entérite chez des enfants au-dessous de deux ans ; parmi ces enfants, combien sont des hérédosyphilitiques chez lesquels l'affec-

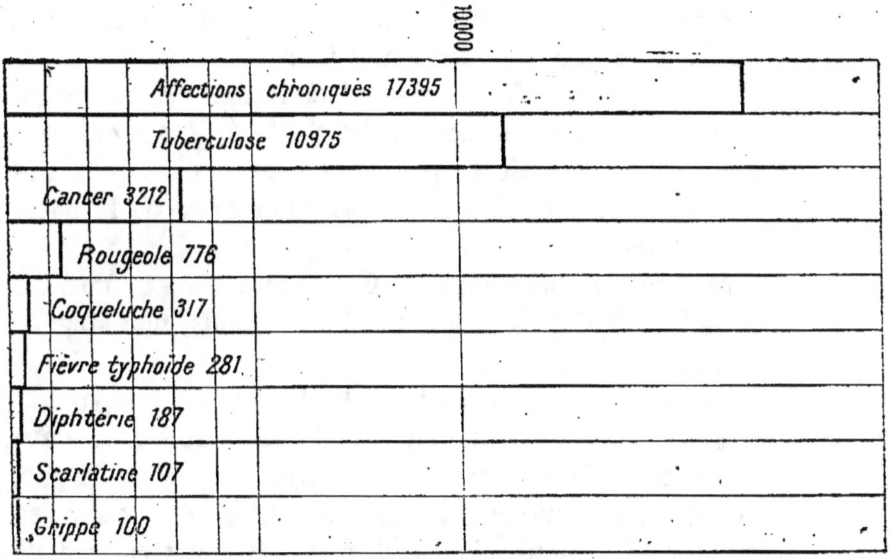

Mortalité : Paris (1913).

tion est méconnue en l'absence d'accidents externes caractéristiques, et dont la mort est attribuée à une entérite parce qu'ils présentent de la diarrhée?

L'exemple de la méningite et de l'entérite permet de poser un problème essentiel : celui du rôle que la syphilis joue dans la mortinatalité et la mortalité infantile. Nous pouvons juger de la mortinatalité syphilitique par des documents récents dus au docteur Couvelaire.

L'importance réelle de la mortinatalité ne peut être connue d'une manière exacte : les statistiques officielles enregistrent seulement les cas relevés du sixième mois de la grossesse au troisième jour après la naissance (expiration du délai légal de déclaration des nouveau-nés). Le nombre des mort-nés déclaré en France en 1920 a été de 38 641, soit 46 pour 1 000 du nombre total des naissances (4 024 à Paris, soit 72 pour 1 000 de la natalité totale).

Au cours de la gestation, Couvelaire admet que près de la moitié des cas sont dus à la syphilis, non soignée ou mal soignée.

Au cours de la parturition, l'influence de la syphilis reste considérable, les morts étant dues soit aux mauvaises conditions mécaniques ou dynamiques de la parturition, soit à l'état précaire du fœtus. Au cours des trois premiers jours, la cause principale se trouve dans la prématuration (débilité congénitale) et les maladies fœtales héréditaires. Ici encore nous retrouvons l'influence de la syphilis : du travail de Couvelaire il est permis de conclure qu'elle détermine *au moins la moitié des cas de mortinatalité.*

Nous sommes beaucoup moins renseignés sur la mortalité infantile. Un travail récent du docteur Hata, de Tokio, indique que sur 100 femmes mariées dont la séro-réaction était positive, 40 ne purent avoir d'enfants (la syphilis est donc une cause importante et à peine connue de stérilité). Les grossesses, chez les 40 autres, se terminent 28 fois sur 100 par une fausse couche ; 30 pour 100 des enfants meurent dans les deux premières années de la vie. Des 42 pour 100 qui survivent plus de deux ans, un grand nombre meurent jeunes ou présentent les tares les plus graves de la syphilis héréditaire : idiotie, surdité, surdimutité...

Un travail que j'ai publié en 1920 avec le Dr Drouet donne les résultats d'une enquête portant sur 95 familles,

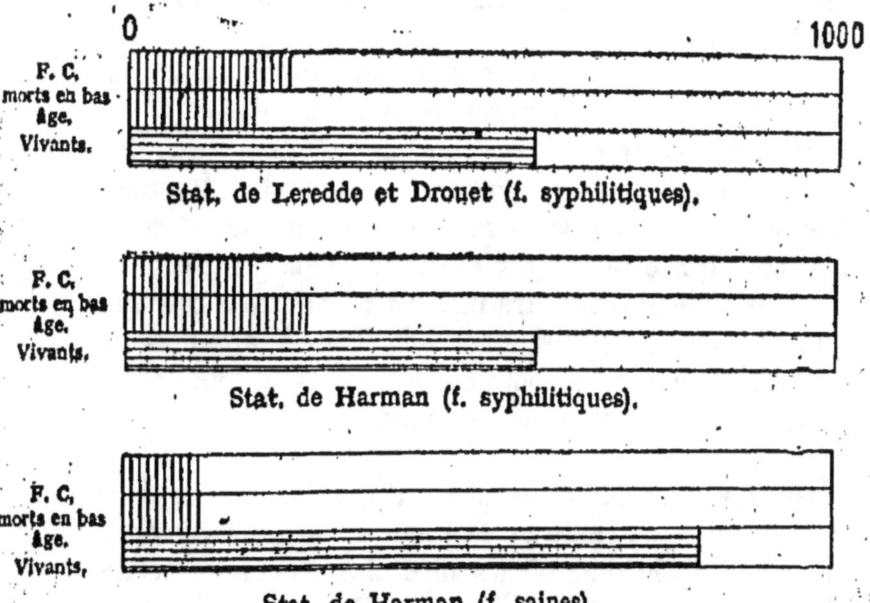

Stat. de Leredde et Drouet (f. syphilitiques).

Stat. de Harman (f. syphilitiques).

Stat. de Harman (f. saines).

dans lesquelles la mère ou le père étaient syphilitiques.

Dans ces familles, il y eut 175 grossesses, suivies 42 fois de fausse couche ou d'accouchement d'un enfant mort, 29 fois de mort en bas âge ; 104 fois l'enfant vit au moment où l'un des parents est interrogé.

Le docteur Harman, en 1916, avait déjà poursuivi une enquête analogue portant sur 150 familles chez lesquelles il y eut 1 000 grossesses.

Cent soixante-douze fois fausse couche ou accouchement d'un enfant mort, 229 fois mort en bas âge, 600 fois l'enfant vit.

De la statistique de Harman, de celle de Leredde et Drouet, il résulte que sur 1 000 grossesses, chez des femmes syphilitiques, 400 aboutissent à une fausse couche, à une mort-née ou à une mort en bas âge.

D'une autre statistique du docteur Harman portant sur des femmes considérées comme saines, 200 grossesses seulement aboutissent à une fausse couche, à un mort-né ou à une mort en bas âge.

Or, parmi les femmes *considérées comme saines*, un grand nombre sont atteintes de syphilis ignorée !

Sur l'état de santé et l'avenir des enfants nés de mère ou de père atteints de syphilis *connue* (60 pour 100), nous n'avons d'autres documents que celui du docteur Harman, qui a découvert l'infection dans un tiers des cas. On arrivera peut-être un jour ou l'autre à conclure que de cinq grossesses, chez des femmes atteintes de syphilis connue, une aboutit à la naissance d'un enfant dont la vie sera à peu près normale.

Nous ne connaîtrons exactement le rôle que la syphilis joue dans la mortalité de la première et de la seconde enfance, que le jour où les médecins d'enfants rechercheront cette infection d'une manière systématique et méthodique, chez tous les enfants qui présentent une tare ou un état pathologique quelconque.

Trop nombreux parmi ces médecins sont encore ceux qui ne découvrent la syphilis que dans les cas où elle se voit, où le diagnostic s'impose, *qui sont l'infime minorité.*

On peut accepter l'opinion du docteur Dujardin, de Bruxelles, qui attribue à la syphilis 20 pour 100 au moins des morts survenues dans la première enfance et au cours des premières années de la vie. D'après Dujardin, la syphilis tuerait, en Angleterre et dans le pays de Galles

(40 000 000 d'habitants), *quarante mille enfants par an.*
Le même chiffre peut-être admis pour la France.

.

J'attribuais, en 1913, 3 300 cas de mort à la syphilis
par an. Je suis convaincu de rester au-dessous de la
vérité en doublant largement ce chiffre et en inscrivant
au passif de l'infection :

50 % des morts par affection du système nerveux.	4 481	2 240
50 % des morts par affection cardio-vasculaire..	4 154	2 077
33 % de l'appareil respiratoire.................	2 200	733
33 % de l'appareil digestif, de la rate et du foie.	3 400	1 133
33 % des morts par néphrites chroniques.......	1 566	522
75 % des morts par vices de conformation......	60	45
75 % des morts par débilité congénitale, ictère, sélérème...............................	1 190	892
50 % des morts subites......................	344	172
	17 395	7 814

C'est-à-dire que la mortalité annuelle, en France,
dépasserait le chiffre de 80 000.

Il est possible que la syphilis soit la cause la plus fréquente du cancer qui tue chaque année de 30 à 40 000 individus en France (3 331 morts à Paris en 1913). Ceci parce
qu'il existe une forme assez commune, le cancer de la
langue, qui se développe, 95 fois sur 100, chez des syphilitiques. Tous les médecins observent souvent des cas
de cancer profond, gastrique, hépatique, rectal, pulmonaire, chez des syphilitiques ; malheureusement, des
recherches sur la fréquence du cancer chez les malades
infectés par le spirochète ne peuvent encore être établies
par des documents précis, en série. Il semble qu'au
niveau de tous les organes, le cancer soit en général la
suite d'une inflammation chronique, persistante, et de
ces inflammations, la syphilis est la cause habituelle.

Le rôle prédisposant de la syphilis héréditaire dans le

développement de la tuberculose pulmonaire ou non est admis d'une manière banale ; sur cette question, comme sur celle du cancer, nous n'avons pas encore malheureusement de documents précis qu'il appartiendrait véritablement aux phtisiologues de nous fournir.

La syphilis, cause de maladies et d'infirmités. — Du fait qu'elle est une des causes principales, sinon la cause principale des affections chroniques en général, les lits des hôpitaux et des hospices sont encombrés de syphilitiques.

La moitié des fous, au minimum, sont des syphilitiques acquis ou héréditaires (la paralysie générale à elle seule déterminant 25 pour 100 du total), malheureusement considérés en général par les aliénistes comme atteints d'affections inorganiques et non traités dans des cas qui pourraient peut-être guérir.

J'ai dit que l'épilepsie vulgaire est due habituellement au spirochète. De même l'idiotie, l'imbécillité et l'arriération mentale.

Sur 204 cas d'arriération mentale, Praser et Pergiener, cités par Dujardin, trouvent 60 pour 100 de séroréactions positives.

Les criminels jeunes sont fréquemment des hérédo-syphilitiques (Smalley).

La cécité, de même que la surdité, est syphilitique, dans un quart des cas, *au minimum* (31 pour 100 des enfants aveugles, Harman cité par Dujardin).

Il est possible que la plupart des sourds-muets soient atteints d'infection syphilitique congénitale. La proportion des séroréactions positives, d'après le docteur Beck, qui a examiné 278 sourds-muets, est de 26,5 pour 100 et on sait que la séroréaction est habituellement négative chez les héréditaires.

Nous savons enfin que toute malformation est un stigmate de présomption de syphilis héréditaire, bec-de-lièvre, gueule de loup, pied bot, luxation congénitale de la hanche... et toutes les déformations de la colonne vertébrale, scoliose, cyphose, spina-bifida, etc.

Conséquences financières. — Si nous voulons amener l'État à créer une organisation qui aura pour but de supprimer un fléau social d'une gravité immense, il est utile d'indiquer par des chiffres les pertes matérielles dont il est la cause. C'est ce que j'ai essayé de faire dans un travail présenté en 1918 à la Société de statistique de Paris.

En tenant compte de la valeur sociale de l'ouvrier, suivant les calculs de M. Barriol, en admettant que l'âge moyen de mort d'un syphilitique soit de cinquante ans, qu'il meure autant de femmes que d'hommes syphilitiques, et en diminuant de moitié pour les premières le chiffre indiqué à cet âge pour les seconds, je pouvais évaluer à 525 millions de francs les pertes annuelles dues à la syphilis. A cette époque j'acceptais encore un chiffre de mortalité annuel de 40 000.

Dans cette somme ne figurent pas les dépenses dues au séjour des syphilitiques malades dans les hôpitaux, des fous dans les asiles, des aveugles, des sourds-muets, des autres infirmes qui sont à la charge de l'État.

Les calculs que j'ai faits ont admis pour l'argent la valeur antérieure à la guerre.

Or, la mortalité annuelle par syphilis dépasse certainement le chiffre de 80 000 par an ; l'argent a perdu les deux tiers de sa valeur. Et je pourrais écrire aujourd'hui que les pertes sociales dues à la syphilis dépassent 3 milliards, sans tenir compte des dépenses d'assistance.

Ces chiffres sont arbitraires, mais peuvent être compris des hommes politiques et des économistes.

CHAPITRE II

L'ORGANISATION DE LA LUTTE
ANTISYPHILITIQUE

A) *Méthodes policières.*

Comme toutes les maladies d'origine vénérienne, la syphilis a sa source principale dans la prostitution, c'est-à-dire dans un mal social qui a existé de tout temps, mais s'est singulièrement aggravé depuis le développement de la vie urbaine et de la civilisation industrielle.

L'étiologie de la prostitution est complexe, elle mériterait les recherches les plus patientes et les plus approfondies, fondées sur des observations isolées comparables aux observations cliniques des médecins et qu'il ne serait pas difficile de réunir. Sa cause principale se trouve évidemment dans l'absence ou le relâchement du lien familial ; en outre, pour les femmes appartenant aux classes pauvres, dans des causes matérielles qui la déterminent, la misère et le taudis. Les conditions économiques imposées aux femmes dans certains métiers les exposent à la prostitution d'une façon particulière.

Il paraît malheureusement plus facile de remédier aux effets que de s'attaquer aux causes. La répression de la prostitution, qui n'a pas eu d'ailleurs à l'origine un but hygiénique (l'organisation date en France de 1843), est apparue jusqu'à une date récente comme le meilleur et même le seul moyen de lutter contre les maladies vénériennes. En arrêtant les filles publiques, en les inscrivant, en leur imposant des obligations qui ne peuvent d'ailleurs être sanctionnées par la loi, notre administration se propose en même temps d'assurer la décence de la rue et le maintien de l'ordre public.

Mais la décence de la rue, le maintien de l'ordre peuvent être assurés en dehors de toute réglementation de la prostitution, telle que nous la comprenons en France; il suffit de comparer l'aspect des quartiers centraux de Londres et des quartiers correspondants de Paris pour juger des résultats que l'on peut atteindre par des méthodes opposées aux nôtres.

Au point de vue hygiénique, qui nous préoccupe dans ce travail, on peut accepter l'opinion exprimée nettement par Abraham Flexner auquel on doit un livre remarquable sur la *Prostitution en Europe* (1), écrit à la suite d'une enquête longue et approfondie. La réglementation policière s'est montrée *inopérante* en ce qui concerne le maintien de l'ordre public et *positivement nocive* dans ses rapports avec le problème de la morbidité vénérienne.

Parmi les médecins partisans de la réglementation, quelques-uns émettent des opinions telles que les suivantes :

Neisser, de Breslau, écrit que le système actuel n'effectue pas un contrôle sanitaire réel des femmes inscrites et contribue à accroître la somme de la morbidité vénérienne.

Engel Reimers, de Hambourg, écrit en 1908 que les maladies vénériennes ne sont pas moins communes là où la réglementation existe que dans les lieux où les prostituées jouissent d'une liberté complète dans la poursuite de leur industrie.

En général ces médecins réclament des mesures radicales de réorganisation en reconnaissant que toutes les

(1) Trad. Minod, libr. Payot, Paris ; Lausanne, 1919, chap. XI.

mesures actuelles sont tout à fait insuffisantes, ou complètement inutiles.

L'organisation actuelle a pour base l'isolement des femmes atteintes d'accidents contagieux, suivi, après inscription, d'une surveillance médicale.

Elle ne peut s'appliquer qu'à un nombre restreint de filles publiques, la prostitution étant essentiellement clandestine, et laisse de côté, à moins de pratique monstrueuse (Flexner), les femmes qui sont de beaucoup les plus dangereuses, c'est-à-dire les mineures. Les femmes sont presque toujours contaminées peu de temps après le début d'une vie irrégulière (1). Inscrire une mineure comme fille publique, c'est, en fait, la condamner à rester une fille publique, la marquer d'une tare indélébile, empêcher d'une manière définitive le retour à une vie normale.

Enfin l'action médicale, toujours incomplète, et qui peut être dangereuse, en raison de garanties illusoires, est toujours passagère ; un grand nombre de femmes inscrites se soustraient à un moment donné à toute surveillance médicale ; celle-ci ne s'exerce que lorsqu'il existe des accidents apparents et ne peut s'exercer que dans des conditions techniques telles que ces accidents restent souvent inaperçus.

La répression policière de la prostitution se heurte de plus en plus à la répugnance de l'opinion publique, manifestée par l'*école abolitionniste*, qui se refuse à accepter des mesures afflictives et infamantes infligées à des femmes et non aux hommes qui commettent les mêmes actes. Au point de vue médical, les méthodes policières ont fait faillite et nous avons heureusement mieux à faire que de laisser traquer plus longtemps

(1) A Paris, sur 12 615 mineures non inscrites arrêtées de 1878 à 1887, 56,26 pour 100 sont syphilitiques (Flexner). La maladie serait dix fois aussi commune parmi les mineures non enregistrées que parmi les femmes plus âgées qui sont inscrites.

des femmes, victimes d'une mauvaise éducation, de mauvais exemples, de mauvaises conditions économiques et de les isoler du milieu social.

B) *Méthodes médicales.*

L'infection due au passage des microbes pathogènes, la contamination dans les maladies parasitaires, d'être humain à être humain, se fait le plus souvent d'une manière *médiate*. L'hématozoaire du paludisme est transmis par un moustique (anophèles) ; le parasite, à peine connu, de la fièvre jaune, par un autre (stegomya) ; celui du typhus exanthématique, par le pou du corps ; celui de la peste par la puce du rat ; le vibrion du choléra, le bacille de la fièvre typhoïde passent des matières fécales dans l'eau. Les règles de la prophylaxie de toutes ces maladies ont été établies dès que le mécanisme de la transmission a été découvert. Parfois la contagion se fait de préférence au foyer domestique : le bacille de la diphtérie se trouve dans les débris de fausses membranes et les poussières souillées par les excrétions pharyngées ; celui de la tuberculose dans les poussières contenant des débris de crachats desséchés. Dans cette dernière maladie, la prophylaxie est des plus difficiles, parce que le début en est obscur, parce qu'elle reste souvent latente pendant des années et parce que le malade, ignorant de sa maladie, ignore les dangers auxquels il expose les personnes qui l'entourent et la manière de les prévenir.

La syphilis est le type des maladies qui se transmettent, sauf de rares exceptions, d'une manière *immédiate*, par contact d'être humain à être humain ; le point de départ de la contagion se trouve dans les lésions érosives, ulcéreuses, de la peau et surtout des muqueuses, au cours de la période primaire et surtout de la période secondaire. La transmission peut être évitée si tout individu infecté par le spirochète connaît les dangers de la maladie pour la femme, pour les enfants qui naîtront d'elle et si les lésions contagieuses sont détruites, dans le plus court délai, et ne se reproduisent plus.

La lutte contre la syphilis ne repose plus sur la répression de la prostitution dont les résultats sont illusoires, mais sur le diagnostic précoce et sur le traitement appliqué d'une manière immédiate, dans le but, au point de vue social, de prévenir tout accident contagieux, au point de vue individuel, d'amener la guérison complète de l'infection.

Jusqu'à la découverte des arsénobenzènes, l'action du traitement antisyphilitique sur les lésions contagieuses restait incertaine et inconstante. Du seul fait que ce traitement devait être poursuivi pendant quatre ou cinq années, un très petit nombre de malades l'acceptaient dans sa rigueur, les autres ne le subissaient qu'au début, au moment où les accidents visibles sont le plus fréquents.

D'ailleurs, les consultations hospitalières, dans les centres syphiligraphiques les plus fréquentés, étaient organisées, en raison même du nombre de malades, de telle manière que l'action médicale, une fois le diagnostic posé, se bornait à une distribution de médicaments ; le malade n'était instruit ni des dangers de la syphilis pour lui-même ni des risques de contamination de l'entourage.

Vers 1900, quelques médecins, Fournier en particulier, avaient critiqué l'organisation de ces consultations, montré que les malades n'y recevaient aucune *direction morale* et proposé de créer des dispensaires où les syphilitiques seraient traités d'une façon régulière ; la création de ces dispensaires, si l'opinion médicale et l'opinion publique avaient connu il y a vingt ans l'importance sociale du fléau, aurait permis d'en atténuer quelque peu les effets et de restreindre déjà le nombre de ses victimes.

***

La découverte des arsénobenzènes a amené un progrès décisif :

1º *La disparition des accidents externes*, CONTAGIEUX, *chez les malades traités est* IMMÉDIATE ;

2º *Cette disparition est* DÉFINITIVE, *quand le malade est traité avec la rigueur nécessaire;*

3º *Chez les malades traités avant la période secondaire, aucun des accidents de cette période n'apparaît. La contagion à la période primaire est des plus rares; le chancre syphilitique obéit d'ailleurs à l'action de l'arsénobenzol comme les accidents de la période secondaire;*

4º *Enfin, la guérison de l'infection est d'autant plus certaine et plus rapide que le traitement est commencé plus tôt.*

J'ai proposé la formule suivante, qui est précise :

La syphilis disparaîtra :

a) Lorsque tout individu qui se sera exposé à la contagion depuis moins de soixante jours, instruit des dangers de l'infection et des conditions de la prophylaxie, se présentera chez le médecin *le jour même* où il aura remarqué une lésion suspecte ;

b) Lorsque tout médecin pourra faire et fera établir, *le jour même*, le diagnostic bactériologique ;

c) Lorsque la syphilis étant reconnue, le traitement sous les formes modernes sera appliqué *le jour même* et poursuivi jusqu'à stérilisation de l'organisme.

Ceci exige l'intervention de l'État, dont le devoir est de créer partout des *laboratoires* de sérologie et de bactériologie, où le diagnostic sera établi d'une manière scientifique, définitive et où les résultats du traitement pourront être contrôlés, et, à l'usage des malades des classes pauvres, des *dispensaires* où ils pourront être traités jusqu'à ce que l'infection soit réprimée d'une manière complète et définitive.

Ces dispensaires, auxquels les laboratoires seront adjoints, permettront, bien entendu, de traiter, en outre, les malades atteints de syphilis ancienne et de syphilis héréditaire et de les mettre à l'abri des dangers innombrables qui les menacent, si le traitement est mené avec l'énergie, la persévérance et la précision nécessaires avant l'heure où ils sont devenus incurables ou à peine curables.

Les questions relatives à l'organisation de la lutte contre la syphilis héréditaire du nourrisson exigent une attention toute spéciale.

Principes d'organisation. — Les organismes d'assistance médicale se limitaient autrefois à l'HOPITAL et à l'HOSPICE, où étaient et sont encore accueillis des malades et des infirmes, infirmes incurables, malades atteints d'affections aiguës ou chroniques, qui trouvent un lit, un secours matériel et par suite moral, des soins médicaux ou chirurgicaux. Pour les malades atteints d'affections chroniques, la médecine d'hôpital était, elle reste encore, dans des cas nombreux, une médecine TERMINALE.

Les consultations hospitalières permettent seulement de faire une sélection, d'envoyer dans les salles les malades atteints d'affections sérieuses, les autres retournant chez eux après avoir reçu quelques conseils résumés sur une ordonnance.

Les DISPENSAIRES ont pour but de soigner d'une manière active des individus qui continuent, en principe, leur travail et leur vie habituelle. On comprend qu'il s'agit d'organismes économiques, au point de vue, sinon du malade, au moins de sa famille ; au point de vue social et de l'assistance publique en général. La médecine de dispensaire est essentiellement INITIALE et PRÉVENTIVE ; elle agit à l'époque où les malades sont curables, et naturellement toute maladie est d'autant plus curable qu'elle est traitée près de son début. Le dispensaire est un organisme de prophylaxie, du fait même de son caractère préventif.

Tout dispensaire est, par définition, un organisme spécialisé, qui a pour but la prophylaxie et le traitement de telle ou telle maladie sociale. Mais les préjugés que nous connaissons ne permettent guère, dans notre pays et dans beaucoup d'autres, en dehors des grandes villes, de créer des dispensaires réservés, visiblement, aux syphilitiques. La formule actuelle et qui paraît la meilleure est celle du *dispensaire d'hygiène sociale*, où sont juxtaposés, sans être confondus, un dispensaire antituberculeux et un dispensaire antisyphilitique, *ayant chacun un personnel médical distinct*. Le laboratoire peut être commun, à la condition expresse qu'un des chefs de laboratoire soit un sérologiste. Le contact de médecins occupés les uns de tuberculose, les autres de syphilis offre des avantages : il peut être utile aux malades et favoriser des recherches communes.

Le dispensaire d'hygiène sociale peut être installé en dehors des hôpitaux ou dans ceux-ci ; mais, dans ce dernier cas, il doit être complètement autonome, en particulier au point de vue du personnel médical.

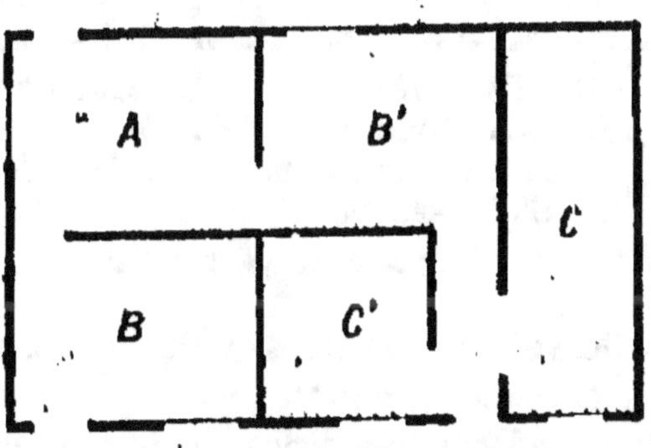

Dispensaire de Casablanca (Maroc).

A. Salle de consultation et de traitement.
B, B'. Salles d'attente (hommes, femmes).
C, C'. Laboratoire.

L'organisation matérielle est simple : une salle d'attente, commune à tous les malades qui se présentent au dispensaire d'hygiène sociale, une salle d'examen, une petite pièce où se font les recherches spéciales : examens gynécologiques, oculaires..., une salle de traitement, une salle de repos, munie de chaises longues et même d'un ou deux lits ; deux pièces affectées au laboratoire. Bien entendu, les locaux seront spacieux, lumineux et propres. Il y a, je crois, des inconvénients à ajouter aux dispensaires des salles, même petites, destinées à l'hospitalisation, l'attention du médecin devant être concentrée sur les malades externes.

Les questions d'organisation, relatives au personnel

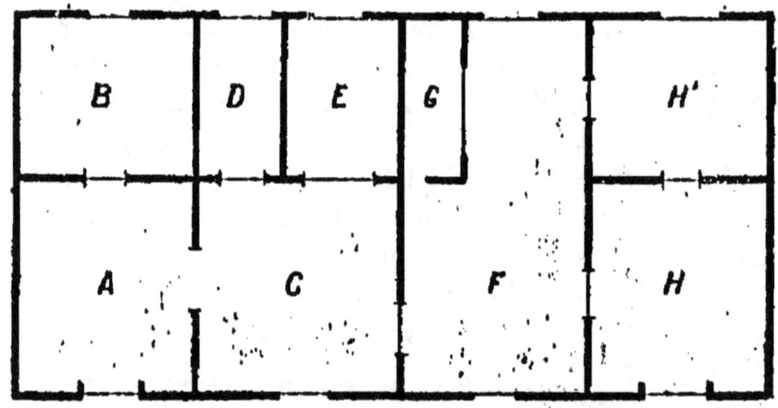

A. Salle de réception. — B. Salle d'attente.
C. Salle d'examen. — D, E. Petites salles d'examen.
F. Salle de traitement. — G. Salle de repos.
H, H'. Laboratoire.

Dispensaire, 54, rue Saussure, Paris.

médical et aux fonctions qui lui seront attribuées, exigent une extrême attention.

Le médecin qui dirige le dispensaire a une besogne double, technique et morale. Il examine lui-même tout malade qui se présente au dispensaire pour la première fois, dans le double but d'établir un diagnostic et de connaître les caractères particuliers du fait. L'examen peut être long, s'il s'agit d'un syphilitique ancien, atteint de telle ou telle affection localisée ou d'un hérédosyphilitique ; dans les cas les plus simples, et même chez un syphilitique récent, un examen d'urine est toujours nécessaire, ainsi que celui des réflexes tendineux, des pupilles et du cœur.

Tout syphilitique récent a déjà pu créer d'autres syphilitiques, son attention sera éveillée sur ce point ; parfois un traitement préventif sera indiqué, par le médecin d'une part, de l'autre, par une instruction qui lui sera remise, pour prévenir le développement de l'infection chez une femme *qui peut être contaminée* sans présenter encore aucune manifestation apparente.

Tout syphilitique ancien peut contaminer sa femme, s'il est marié, et avoir des enfants hérédosyphilitiques, *qu'il croit en parfaite santé*. L'examen de la femme, des enfants est nécessaire *dans tous les cas*.

Enfin tout syphilitique, récent ou ancien, peut être en même temps un hérédosyphilitique, la syphilis ne créant pas une immunité complète et définitive.

Ceci veut dire que la *recherche des stigmates de syphilis héréditaire* et une *enquête familiale complète* seront faites *chez tout malade*.

On comprend qu'un pareil examen exige non seulement du temps, mais une expérience médicale consommée.

L'étude du sérum sanguin est faite en général à la suite de la première visite ; celle du liquide céphalo-rachidien, dans des cas particuliers.

La direction thérapeutique dans ses lignes générales ne peut être établie qu'après examen du malade ; la syphilis reconnue, il faut adapter le traitement au syphilitique ; il ne sera pas le même chez un malade récent, dont les organes sont sains, que chez un syphilitique atteint de lésions organiques ; le même chez un cardiaque, un rénal, que chez un malade atteint de syphilis cérébrale. Encore, les lignes générales de la cure obéissent-elles à des règles simples, quand le malade a été étudié d'une manière approfondie ; mais, chez tout syphilitique, des difficultés peuvent apparaître en cours de route ; des incidents, qui deviendront des accidents, si la surveillance médicale n'est pas rigoureuse.

Partout où cette surveillance n'est pas exercée *par le médecin qui connaît le malade*, soit du fait de la négligence du premier, *soit parce que les conditions d'organisation ne permettent pas la surveillance*, le traitement antisyphilitique prend un caractère mécanique ; il ne peut être conduit avec l'énergie nécessaire, des accidents sont toujours possibles. Le traitement de la syphilis ancienne, même dans ses formes simples, celui de la syphilis héréditaire, n'est pas, chez un malade, ce qu'il est chez un autre, il varie chez un malade donné, d'une période à une autre. Le traitement de la syphilis récente est souvent plus facile ; il ne l'est pas dans tous les cas.

Il faut bien comprendre que le rôle du médecin chargé d'un dispensaire n'est pas uniquement un rôle technique, au sens étroit du terme ; pour mieux dire, il n'est un rôle uniquement technique que si l'on prend ce terme dans son sens le plus élevé et le plus noble.

Le dispensaire le mieux organisé au point de vue matériel, dirigé par les médecins les meilleurs, ne fera qu'une œuvre incomplète, si l'organisation médicale ne prévoit pas la *direction morale des malades*.

Le syphilitique vient au dispensaire à l'occasion d'une maladie qu'il ne connaît pas, dont il ignore la contagiosité et les autres dangers, la gravité réelle. Il ignore les difficultés et les conditions du traitement, le temps qu'il exige, les inconvénients auxquels il expose.

L'unité de direction médicale est la condition nécessaire de la prophylaxie et du traitement chez tout syphilitique : *tout malade sera toujours vu par le même médecin.*

Les médecins qui dirigent des dispensaires antisyphilitiques, en particulier dans les grands centres, ont malheureusement une tendance à en étendre l'action et à accepter un nombre croissant de malades, en confiant une partie de la besogne à des aides, en se déchargeant sur eux de détails qu'ils considèrent comme accessoires ; ils ne résistent pas au désir très humain, très naturel, d'accroître l'importance de leurs services, et par suite leur prestige et leur influence. Si l'on admet que la syphilis est aussi difficile à soigner, exige autant d'attention chez le malade pauvre que chez le riche, non seulement au début, mais au cours du traitement, que le malade acceptera la discipline nécessaire du seul médecin qui le connaît et qu'il connaît, on comprend que dans tout dispensaire antisyphilitique le nombre des malades doit être limité, de même que le personnel médical secondaire, et qu'un médecin peut examiner au plus, dans une matinée de deux heures et demie à trois heures, de quatre à cinq malades nouveaux, de vingt à trente malades déjà connus de lui (v. Documents : *Organisation de la lutte en Belgique*).

Le dispensaire, organe d'éducation médicale. — Le médecin, qui dirige un dispensaire antisyphilitique, a un autre rôle. La prophylaxie de la syphilis doit s'étendre à tous les milieux sociaux, elle doit se poursuivre dans les campagnes aussi bien que dans les villes ; ceci exige que tout médecin sache reconnaître cette infection, sous toutes ses formes, en connaisse toutes les conséquences et la traite suivant les méthodes employées dans les dispensaires.

Un grand nombre de malades, de petites ressources, atteints de syphilis obscure, acquise ou héréditaire, même de syphilis récente sous ses formes banales, s'adressent au médecin, parce qu'ils ignorent l'affection dont ils sont atteints ; il ne peut y avoir d'action prophylactique si celui-ci ne cherche pas, ne reconnaît pas la cause agissante de l'affection dont ils souffrent, n'a pas recours au laboratoire annexé au dispensaire, à l'expérience du médecin qui le dirige et n'adresse pas à celui-ci les malades qu'il ne peut traiter lui-même, en raison des difficultés ou des frais du traitement.

Ainsi le dispensaire de prophylaxie antisyphilitique doit être un centre d'éducation pour les médecins de la région où il est installé, une maison médicale commune, où se réalise une véritable collaboration, dans un but social précis.

Au dispensaire, le praticien peut apprendre à faire une injection intraveineuse, à recueillir le sang dans une veine, à faire une ponction lombaire ; il peut apprendre les indications d'un examen sérologique, d'un examen du liquide céphalo-rachidien, la méthode qui est appliquée au diagnostic de la syphilis, à l'examen d'un malade ; constater les effets d'un traitement correct, sur un syphilitique récent, sur un syphilitique ancien, sur un nourrisson hérédosyphilitique ; se pénétrer de l'esprit et de la méthode du traitement, apprendre la nécessité absolue de la patience, de la persévérance, de l'énergie et de la régularité dans celui-ci ; distinguer les incidents sans importance, qui sont fréquents, des incidents sérieux, qui sont rares ; bref, devenir par l'exemple un syphiligraphe, au sens actuel et moderne du mot, comprenant la gravité de la syphilis, animé de la Foi qui permet d'agir.

Tout ceci exige que le médecin, chargé de la direction d'un dispensaire, ait sur ses confrères une autorité morale, qu'ils le connaissent et qu'ils aient confiance en lui, à tous égards. On comprend ainsi l'importance première des questions qui touchent au recrutement du personnel médical, de même qu'à celui des chefs de laboratoire.

Recrutement des médecins de dispensaires. — On ne saurait confier à l'administration de l'hygiène publique le soin de nommer directement ceux-ci, les choix obéissant en France à des raisons d'ordre électoral et politique. Or, les opinions d'extrême gauche, de centre gauche, de centre droit, les relations d'un candidat avec un préfet, un député ou un sénateur n'ont pas d'intérêt au point de vue qui nous occupe. Le choix, ne devant être dicté que par des considérations d'ordre technique et d'ordre moral, ne peut être confié qu'à des médecins.

Une Commission des maladies vénériennes, qui s'occupe en ce moment de l'organisation de la lutte anti-syphilitique au ministère de l'Hygiène et qui comprend surtout des médecins appartenant aux hôpitaux de Paris, a rejeté le système adopté en Belgique et proposé d'instituer des concours spéciaux, *sur épreuves*, la nomination étant confiée à des jurys formés de spécialistes. On sait que, dans notre pays, les nominations à la suite des concours médicaux sont faites, sauf de rares exceptions, dès que les membres du jury ont été désignés en raison des relations que les candidats ont avec ceux-ci. Ce système qui n'a pas d'inconvénients dans des villes telles que Paris et quelques autres où les élus sont recrutés dans une élite, en aurait de très graves s'il était appliqué ailleurs. Les syndicats médicaux, qui groupent actuellement les trois quarts des médecins de France, demandent au contraire un concours *sur titres*, la nomination étant confiée à des jurys désignés par les syndicats, et qui comprendraient naturellement des syphiligraphes, dans les villes où il en existe. Ce dernier système est le seul qui assure un recrutement local, qui permette par suite de nommer des médecins connus des autres médecins ; au point de vue technique, il est le seul qui permette de nommer des médecins ayant des connaissances étendues et qui ne soient pas des « spécialistes » au sens étroit du terme ; il est le seul enfin qui permette une collaboration et prévienne les antagonismes.

La présence d'un médecin adjoint paraît nécessaire dans tout dispensaire ; il peut être nommé de la même manière que le médecin-chef.

Recrutement des chefs de laboratoires. — La question du recrutement des chefs de laboratoire est complexe. La sérologie est une science spéciale, en évolution continue et qui exige des connaissances approfondies de chimie biologique. Dans plusieurs pays étrangers, elle fait l'objet d'un enseignement spécial ; il n'en est pas de même en France, ce qui ne saurait surprendre aucun homme informé de nos routines universitaires et de leurs causes profondes.

Le sérologiste chargé d'un laboratoire annexé à un dispensaire de syphiligraphie doit être également un bactériologiste.

Le recrutement pourra être assuré, à la condition de créer un enseignement *technique*, QUI N'EXISTE PAS, d'organiser une sélection rigoureuse, assurée par des épreuves techniques, et de rémunérer d'une façon sérieuse les médecins, pharmaciens ou chimistes auxquels des laboratoires seront confiés.

Les recherches de sérologie sont des plus difficiles ; les erreurs *qui sont dues, dans tous les cas, à des fautes de technique* sont tellement fréquentes que de nombreux médecins mettent encore en doute la valeur réelle de la réaction de Bordet-Wassermann.

Les erreurs commises au sujet du diagnostic et du contrôle du traitement de la syphilis, par des sérologistes inexpérimentés ou des aides auxquels on confie quelquefois dans de grands laboratoires le soin des examens, ont les plus graves conséquences. Le diagnostic de syphilis, porté à tort, conduit à des traitements rigoureux qui se trouvent inutiles. L'exclusion de la syphilis, chez un syphilitique, interdit tout traitement, amorce des contaminations nouvelles, le malade fait souche d'hérédosyphilitiques...

Ainsi, la direction d'un laboratoire ne peut être confiée qu'à des hommes dans lesquels le médecin puisse avoir une confiance absolue. Le nombre de recherches doit être limité : un sérologiste expérimenté ne peut faire en une journée plus de quinze ou vingt examens sérologiques ; encore faut-il qu'il soit aidé et que l'installation matérielle du laboratoire rende sa tâche facile à tous égards.

Organisation de la lutte contre la syphilis de la première enfance. — L'importance de la lutte contre la syphilis, acquise ou héréditaire, de l'adulte est à peine connue, celle de la lutte contre la syphilis de la première enfance à peine soupçonnée et seulement de quelques médecins. Cependant, le dépistage de la syphilis, chez le nourrisson, permettrait (s'il était suivi d'un traitement correct) de sauver, chaque année, quarante mille enfants condamnés à mort et de prévenir pour ceux qui survivent et dont le nombre est plus élevé les conséquences de la syphilis héréditaire et son passage à une nouvelle génération.

J'ai déjà dit que les médecins d'enfants se sont attachés d'une manière à peu près exclusive aux troubles et aux affections d'origine alimentaire ; la plupart ignorent encore la fréquence de la syphilis héréditaire, son rôle dans la pathologie de la première enfance et de tous les âges ultérieurs.

L'un d'eux, qui occupe une situation éminente, écrivait récemment qu'il avait cherché pendant plusieurs mois un hérédosyphilitique dans son service sans en trouver un seul. Un autre, non moins connu, écrivait, par contre, qu'il n'y a pas de consultation d'hôpital dans laquelle le tiers des enfants pour lesquels les parents demandent conseil ne soient des hérédosyphilitiques...

Nombreux sont les médecins d'enfants qui paraissent encore croire que la syphilis héréditaire se reconnaît à première vue, en raison de symptômes externes ou de stigmates évidents.

Or, il est à peu près certain que, sur cinquante nourrissons hérédosyphilitiques, il n'y en a pas un seul qui présente des lésions externes apparentes. Et, chez le nourrisson, les stigmates n'existent pas en dehors de malformations graves qui sont rarement compatibles avec la vie. La syphilis congénitale du nourrisson ne se voit pas ; chez l'enfant plus âgé, des stigmates apparaissent, ils sont inconstants et d'ailleurs visibles seulement pour le médecin qui pense à l'infection héréditaire et qui les cherche.

Le nourrisson atteint d'infection syphilitique congénitale est souvent en parfait état de santé apparente ; ses digestions sont normales. Souvent le seul symptôme se trouve dans quelques troubles intestinaux ou quelques troubles de la croissance ; les uns et les autres seront expliqués par des fautes alimentaires.

En pratique, le diagnostic de la syphilis du nourrisson ne peut être fait que par la découverte de la syphilis chez la mère et chez le père, *qui accompagne rarement l'enfant à une consultation d'hôpital ou chez le médecin;* il exige l'examen de l'un et de l'autre, par les moyens cliniques et de laboratoire. Ce qui, nous le savons, exige du TEMPS et une MÉTHODE. Et nous arrivons à cette conclusion lamentable qu'en ce qui concerne les classes pauvres, les conditions matérielles mêmes où sont organisées les *consultations hospitalières destinées aux enfants,* l'encombrement, le nombre d'enfants atteints d'affections aiguës exigeant un traitement d'urgence, l'impossibilité pratique de faire des recherches de laboratoire, *ne permettent pas de reconnaître la syphilis héréditaire.* Seuls les enfants atteints de formes graves, évidentes, sont admis dans les salles ; chez les autres, l'infection est simplement soupçonnée, lorsque le médecin qui les examine accepte les idées qui se font jour sur la syphilis infantile ; elle reste, par suite, *dans tous les cas,* traitée d'une manière VAGUE, pleinement insuffisante, *quand elle est reconnue* (1).

Les nourrissons, chez lesquels la syphilis héréditaire est soupçonnée, et leurs parents devront être dirigés, par les

(1) LEREDDE. La syphilis tue, en France, 40 000 enfants par an. Le diagnostic de la syphilis héréditaire et les consultations hospitalières. Le traitement de la syphilis congénitale. Syphilis héréditaire et médecins d'enfants. *Société de médecine de Paris,* mai-juin 1922.

consultations des hôpitaux, par les œuvres de puériculture, sur les dispensaires antisyphilitiques, où les parents
pourront être examinés, où on pourra faire les recherches
sérologiques et hématologiques qui sont nécessaires. Ce
résultat pourra être obtenu quand les dispensaires seront
créés et si la nécessité impérieuse de la division du travail,
qui s'impose en médecine sociale, est mieux comprise
qu'elle ne l'est à l'heure présente.

Un type intéressant de dispensaire annexé à une
maternité a été réalisé récemment à Paris par le professeur Couvelaire. Pour les femmes des classes pauvres,
les maternités sont particulièrement propres au dépistage de la maladie, à l'éducation des mères. Toute
femme qui a eu déjà une ou plusieurs fausses couches,
qui a perdu un ou plusieurs enfants en bas âge, est suspecte et doit être étudiée d'une façon complète. Si elle
consulte au cours d'une grossesse, elle doit être traitée,
quand la syphilis est reconnue. Celle-ci l'est parfois du
fait d'anomalies de la grossesse, d'anomalies du placenta
au moment de l'accouchement.

Un dispensaire de ce type se prête, *à la condition
qu'il n'y ait pas d'encombrement*, non seulement à l'examen, mais à l'éducation, à la direction morale des
femmes enceintes. Il se prête aussi au traitement précoce
et méthodique des nourrissons.

(En mai 1921, 306 femmes et 70 nourrissons se sont
présentés aux consultations spéciales du dispensaire de
l'hôpital Baudelocque, qui ont lieu *une fois par semaine*.)

Je dois dire qu'il est question en ce moment de trans-
former les consultations destinées aux femmes enceintes,
dans les maternités de Paris, en *dispensaires de prénatalité*,
mais il n'est pas prouvé que les médecins qui s'associent
à ce mouvement en comprennent bien le but et aient
d'ailleurs la compétence nécessaire pour reconnaître et
traiter la syphilis infantile.

Le budget de la lutte antisyphilitique. — J'ai donné,

dans un travail antérieur, des chiffres qui peuvent servir de base.

Un dispensaire antisyphilitique comprend une ou deux salles d'attente, une de réception et d'examen, une de traitement, deux salles destinées au laboratoire, huit à neuf pièces en comptant celles qui peuvent être affectées au personnel, vestiaire, etc. (1).

Le personnel se compose d'un médecin-chef et d'un adjoint, d'un chef et d'un aide de laboratoire, de trois infirmières dont une en chef exerçant les fonctions d'économe, d'une femme de service.

Les frais d'installation dans un pavillon déjà construit peuvent être évaluées à 20 000 francs. Les dépenses annuelles à 100 000 francs : médecin-chef, 10 000 ; médecin adjoint, 6 000 ; chef de laboratoire, 18 000 ; aide de laboratoire, 7 200 ; infirmière en chef, 6 000 ; deux infirmières, 10 000 ; femme de service, 5 000 ; frais de traitement (pour trente à quarante malades par jour), 30 000 ; divers, 8 000.

On peut évaluer à 300 le nombre des dispensaires qu'il faudrait créer en France (Leredde, Queyrat).

(1) V. pages 77 et 78 les plans du dispensaire antisyphilitique que j'ai créé à Casablanca (Maroc) et de celui que je dirige à Paris, 54, rue Saussure (XVIIᵉ).

CHAPITRE III

LES OBSTACLES

Pour comprendre les difficultés qui s'opposent à la disparition de la syphilis, il faut entrer dans les détails, prendre des exemples, résumer les drames que le syphiligraphe observe tous les jours, lorsqu'il se trouve dans des conditions qui lui permettent de faire œuvre critique à l'égard des erreurs commises par les médecins *et de celles qu'il commet lui-même.*

Voici un homme de soixante ans, qui a présenté, à l'âge de vingt-huit, une éruption qu'un médecin en province a qualifiée d'eczéma. Il s'est marié au bout d'un an. Sa femme a eu successivement quatre fausses couches. Deux filles ont vécu, l'une est morte à vingt-cinq ans, de tuberculose pulmonaire, semble-t-il, l'autre a souffert dans l'enfance de coryza, à la suite duquel le nez s'est effondré à sa base ; elle est de petite taille, d'une extrême nervosité, anémiée. Le père est atteint d'aortite ; la mère offre des signes de syphilis nerveuse et des troubles cardiaques.

Une femme d'une cinquantaine d'années est une diabétique, qui n'a plus de réflexes rotuliens. Son mari est mort subitement. Elle a eu cinq ou six grossesses : deux enfants vivent encore, l'un est sourd-muet, l'autre atteint de bec-de-lièvre. Il est impossible de lui faire comprendre qu'elle peut être syphilitique ; d'ailleurs parmi les médecins qu'elle a vus, aucun n'a émis cette hypothèse, qui explique à la fois la mort du mari, les fausses couches, l'état des enfants, l'état même de la malade.

Une autre a été syphilitique avant son mariage. Son mari est atteint d'angine de poitrine. Elle ne peut accepter à aucun prix l'idée qu'elle a pu le contaminer, et que l'affection de son mari est syphilitique d'une manière certaine, et doit être soumise à un traitement antisyphilitique.

Un homme de quarante-trois ans a présenté à plusieurs reprises des accès passagers d'hémiplégie. Il sait que sa mère est morte de syphilis cérébrale, avertit le médecin qui le soigne. Il est marié et a un enfant hydrocéphale ; l'hydrocéphalie a été attribuée aux difficultés mêmes de l'accouchement ; aucun traitement n'a été fait. Sa femme souffre de maux de tête persistants, les réflexes sont exagérés. On a dit à celle-ci qu'elle ne pouvait être syphilitique, son mari étant atteint de syphilis héréditaire ; un médecin a consenti à faire faire l'examen du sérum sanguin et a abandonné toute idée d'infection à la suite d'un résultat négatif.

Un enfant de trois ans présente une difformité monstrueuse du membre inférieur droit, plus long que le gauche et transformé en une véritable tumeur sanguine. Aucun médecin à Paris n'a pensé à la syphilis ; cependant la séroréaction est positive chez le père et chez la mère. Une fillette âgée de dix mois est anémiée et présente des altérations sanguines qui révèlent une infection chronique.

J'ai vu en 1920 un homme atteint de troubles nerveux, indiquant le début d'une paralysie générale. Syphilis ignorée, avec séroréaction positive forte. Cinq enfants présentent des signes variés de syphilis héréditaire. La femme paraît saine, elle n'a d'autre symptôme que de l'inégalité pupillaire. Elle se refuse à tout traitement ; les enfants ont toujours été considérés comme sains.

Chez les syphilitiques atteints de date récente, on observe de même *tous les jours* des erreurs de diagnostic et de traitement.

Un homme, jeune, de trente ans, vigoureux, d'une belle santé, est atteint brusquement d'une paralysie complète des membres inférieurs, qui le condamnera peut-être à une infirmité définitive. Il a été infecté en 1918 ; il était attaché à une escadrille d'avions et on avait besoin de ses services. Il a pris des pilules mercurielles pendant trois mois, puis n'a plus fait de traitement.

Un autre a été atteint d'une plaie considérée comme un chancre simple, non syphilitique. Aucune recherche de laboratoire n'a été faite ; le malade a contaminé trois femmes, successivement.

Un autre est atteint d'une plaie génitale qu'un chirurgien éminent de Paris déclare cancéreuse. L'ablation est faite d'une manière large, mais le chirurgien n'a pu enlever tous les ganglions lymphatiques des régions inguinales et affirme que le malade sera mort dans six mois. Il vit, mutilé, et sept ans après devient ataxique.

Un syphilitique, à la suite d'un chancre, est traité pendant trois ans d'une façon mécanique, suivant les prescriptions d'un « calendrier » ; le traitement est suspendu sans examen du liquide céphalo-rachidien. Trois ans après, il devient paralytique général et meurt après un an d'internement.

J'ai traité avant la guerre, dans les conditions les plus favorables, quatre ou cinq jours après le début du chancre, un homme de vingt-huit ans, qui reçoit quinze injections de novarsénobenzol. Le traitement a été suspendu sans examen du liquide céphalo-rachidien. En 1919, ce malade est paralytique général.

Un autre de mes malades a été atteint d'une plaie de la lèvre qui n'a fait l'objet d'aucune recherche malgré la présence d'une adénopathie sous-maxillaire, volumineuse et dure. Un mois après, il m'amène sa fiancée, qui ne présente aucune lésion visible, mais qui a été contaminée (la séroréaction, négative à ce moment, devient positive au bout de quinze jours).

Un exemple terrifiant des conséquences que peuvent avoir des erreurs de diagnostic, un traitement, sans rigueur et sans précision, l'insouciance des milieux médicaux officiels, est fourni par l'épidémie syphilitique survenue pendant la guerre dans l'armée française et toutes les armées de l'Europe.

On sait qu'en temps de guerre, la préoccupation constante du « commandement » est celle des effectifs. Le service de santé en France comme dans les autres armées, insoucieux et ignorant des dangers de la syphilis, dont il aurait dû sans doute se préoccuper, n'admettait pas que les syphilitiques nouveaux fussent hospitalisés, isolés, traités d'une manière rigoureuse et prolongée, en dehors des cas exceptionnels et graves. Résultat : multiplication illimitée des cas nouveaux, sur le front et à l'arrière, contamination de femmes, nouvelle contamination de soldats. Au bout de deux ans, le service de santé crée une organisation insuffisante, incomplète, sans laboratoires, dont le sous-secrétaire d'État, sous le règne duquel elle est créée, affirme bien entendu l'excellence ; après quelques injections d'arsénobenzol, les soldats sont soumis à des traitements « d'entretien ». L'épidémie continue, le nombre des syphilitiques nouveaux, hommes et femmes, atteint plusieurs centaines de mille. Après la paix, les femmes mariées à des soldats sont atteintes.

N'aurait-il pas mieux valu, *au point de vue même des effectifs*, je ne parle même pas de l'intérêt éloigné de la nation, que, dès le début de la guerre, une organisation médicale sérieuse permette de reconnaître tous les cas nouveaux et de les traiter jusqu'à stérilisation ?

Je n'ai *jamais* rencontré jusqu'ici un enfant atteint de syphilis héréditaire qui ait été traité d'une manière rigoureuse, dans les cas *très rares où le diagnostic n'a pas été tardif*. J'ai publié l'observation d'une fillette, née d'une mère syphilitique et se sachant syphilitique.

Jusqu'à cinq mois, l'enfant, dont la tête volumineuse aurait dû attirer l'attention, paraît se développer d'une manière normale. Puis le nez s'effondre, une sage-femme déclare qu'il s'agit d'une maladie du nez et prescrit une pommade au goménol. Le diagnostic « topologique » est confirmé par un médecin qui dirige un dispensaire, dans une mairie. Un autre reconnaît la syphilis et prescrit des frictions mercurielles, méthode classique recommandée par tous les médecins d'enfants, malgré son imprécision et l'incertitude des résultats. A vingt mois, l'enfant présente une chloro-anémie profonde, les chairs sont transparentes, elle a moins de 2 millions de globules rouges, au lieu de 5 millions, 20 pour 100 d'hémoglobine au lieu de 80.

J'ai vu récemment un petit garçon de trois ans atteint de crises épileptiques. Personne n'a pensé à la syphilis. Or, la mère a deux sœurs jumelles naines, elle présente elle-même des stigmates d'infection congénitale.

J'ai parlé déjà de la fréquence invraisemblable de la méningite infantile dans les familles syphilitiques. Les médecins d'enfants considèrent la plupart des méningites subaiguës de l'enfance comme tuberculeuses par définition. Il est évident, d'une évidence criante, qu'il s'agit dans des cas nombreux soit de méningites syphilitiques qui ne sont pas reconnues, soit de méningites tuberculeuses, ayant pour point de départ une méningite syphilitique, qui aurait dû être reconnue, guérie ou même prévenue, si l'infection héréditaire avait été reconnue et traitée *d'une manière correcte, un mois après la naissance.*

⁂

Je pourrais citer cent autres exemples. Les syphilitiques, et il en existe des millions en France seulement, sont victimes d'erreurs de diagnostic : atteints d'une érosion génitale, la nature de celle-ci n'est pas reconnue, l'examen microscopique n'est pas fait ; atteints plus tard d'une affection organique, celle-ci est considérée comme une affection locale, l'origine microbienne n'en est pas recherchée. Atteints, avant leur naissance, d'une infection congénitale, cette infection reste ignorée plus de quatre-vingt-quinze fois sur cent.

Et, lorsque la syphilis est reconnue, elle est traitée trop tard, sans rigueur, par des moyens archaïques, suivant les règles mécaniques d'un calendrier, assez souvent par les moyens modernes, mais d'une façon passagère, sans que le médecin ait pour but de stériliser l'infection, sans qu'il s'assure de cette stérilisation par les moyens de laboratoire.

A. Premier obstacle.
Le médecin et la syphilis.

a) A l'origine de toutes les discussions relatives au rôle que joue la syphilis en médecine, existent des questions de doctrine, auxquelles j'ai déjà fait allusion. Les idées qui sont encore acceptées sur les causes de la plupart des maladies chroniques sont celles de la médecine ancienne. Celle-ci expliquait les maladies humaines, réserve faite de quelques maladies épidémiques dues à un « génie » spécial, de maladies dues au froid (pneumonie, angine, paralysie faciale), par l'hérédité ; les « diathèses » elles-mêmes étaient héréditaires. Les livres de médecine sont encombrés de types morbides « essentiels », dont l'étiologie est attribuée à des causes immatérielles. L'être humain est malade dès sa naissance, un grand nombre des affections dont il souffre sont des « maladies du germe » (Apert).

La révolution pastorienne a cependant appris aux médecins que les maladies aiguës, quand elles ne sont pas de cause physique ou toxique, sont dues également à des causes externes, microbiennes. Dans le domaine des maladies chroniques, les doctrines métaphysiques règnent encore. La tuberculose en détermine quelques-unes, la syphilis quelques autres, le paludisme de même, dans les pays où il existe ; mais, *a priori*, une maladie du système nerveux, de l'appareil cardiovasculaire, une maladie non tuberculeuse du poumon, une maladie du tube digestif..., n'est pas une maladie microbienne, mais une maladie essentielle, héréditaire, d'origine diathésique, arthritique, neuro-arthritique, etc.

La médecine admet encore l'existence de MALADIES locales, autonomes, qui ne s'expliquent pas par des causes externes, pastoriennes ; le rôle du médecin est de les reconnaître, de porter un diagnostic « anatomo-clinique », il reconnaît une hémorragie cérébrale, une paralysie agitante, un rétrécissement mitral, une insuffisance aortique, un ulcère d'estomac, une néphrite chronique même, et ne fait aucune recherche *étiologique*, ne cherche pas la syphilis, qui peut être la cause de ces AFFECTIONS et de bien d'autres, dont j'ai donné la liste.

b) La description de la syphilis, telle qu'elle est donnée par les syphiligraphes, est par elle-même une source d'erreurs. Les syphiligraphes ont observé jusqu'ici dans des hôpitaux spéciaux, fréquentés par les malades atteints de syphilis externe et de syphilis jeune ; pendant longtemps ils ont négligé la recherche systématique des accidents de la syphilis profonde. J'ai rappelé par exemple qu'entre 1890 et 1900, l'état du cœur des malades n'était jamais étudié à l'hôpital Saint-Louis, le plus important des hôpitaux de dermatosyphiligraphie de Paris.

Avant la découverte du spirochète et de la séroréaction, les syphiligraphes, placés dans des conditions d'observation particulières et restreintes, avaient l'ambition naturelle de décrire la syphilis, d'amener le médecin à la reconnaître, en s'appuyant sur des caractères propres à cette maladie, *spéciaux* et *spécifiques*. Ils n'ont pas écrit que toute syphilis acquise s'accompagne d'accidents visibles et Fournier a insisté sur la syphilis ignorée ; ils n'ont pas écrit que toutes les formes de la syphilis profonde s'accompagnent de signes spéciaux ; ils n'ont pas écrit que l'infection congénitale s'accompagne, nécessairement et *dès la première enfance*, de stigmates. En fait, le médecin a retenu de leurs travaux que la syphilis se manifeste nécessairement à son début par des signes extérieurs, que le diagnostic des affections profondes dont elle est la cause se fonde sur l'existence de signes qui leur sont propres. Fait encore plus grave, les médecins d'enfants, à de rares exceptions près, *paraissent* croire qu'il n'y a pas en pratique de syphilis du nourrisson qui ne se révèle par des phénomènes apparents.

Je souhaite, pour ma part, que des traités de syphiligraphie soient écrits dans un esprit nouveau, qu'ils exposent en trente pages les signes de la syphilis externe, puis les stigmates de l'infection et donnent enfin la liste des affections dues au spirochète, avec toutes les pièces justificatives, en faisant comprendre que, sauf exceptions rares, la syphilis du cœur et des vaisseaux, du poumon, du tube digestif, des os et des articulations..., la syphilis mentale et la syphilis nerveuse elle-même n'ont pas de signes spécifiques, et que, sauf exceptions, une affection chronique du cœur, du poumon, du tube digestif... est syphilitique, du seul fait qu'elle se développe chez un syphilitique.

On comprend ainsi l'importance fondamentale du diagnostic de la syphilis acquise et héréditaire et des questions qui s'y rattachent. J'ai dit l'importance de la méthode et la nécessité du temps, dans l'examen des malades, la nécessité de l'examen de toutes les personnes de la famille (v. p. 34).

c) On a cru pendant longtemps que l'infection syphilitique ne peut récidiver, qu'elle crée une immunité complète et définitive. L'immunité syphilitique n'est jamais complète, elle n'est pas définitive. Ainsi les hérédosyphilitiques ne sont à aucun degré immunisés contre une infection acquise.

La contagion syphilitique s'exerce par des lésions érosives, de la peau ou des muqueuses. Mais il faut admettre que ces lésions ne sont pas toujours visibles, et qu'elles peuvent, comme l'ont établi Fournier et d'autres auteurs, se développer très longtemps après le début. Un syphilitique, soigné par les méthodes anciennes, auquel le médecin a donné l'autorisation de mariage, après quatre ans de traitement régulier, peut être contagieux dans certains cas, contaminer sa femme, avoir des enfants hérédosyphilitiques. En général, la syphilis de la femme sera atténuée et restera ignorée. Toute femme de syphilitique doit être *présumée* syphilitique, tout enfant de syphilitique doit être *présumé* hérédosyphilitique.

On a cru, jusqu'à la découverte de la séroréaction, que l'infection peut être transmise du père aux enfants, sans que la mère soit atteinte ; les médecins étaient surpris en outre de constater que celle-ci ne peut être contaminée par un enfant malade (loi de Colles-Baumès). Les syphiligraphes actuels expliquent ces faits de la manière la plus simple : la mère est infectée, dans tous les cas ; l'infection reste souvent latente ; elle peut se révéler d'ailleurs, tardivement, par des signes cliniques ; elle peut se révéler par une séroréaction positive.

Ainsi se dégage peu à peu l'idée d'une syphilis *atténuée d'emblée*, que j'appelle *cryptosyphilis*, dont le type se rencontre chez la plupart des enfants-hérédosyphilitiques, mais qui peut être acquise et se rencontrer chez leurs mères. Cette syphilis, atténuée au sens bactériologique du terme, ne l'est pas au sens médical, elle est aussi grave et aussi meurtrière que la syphilis acquise commune.

De toutes les erreurs relatives à la syphilis qui sont accréditées dans le milieu médical, la plus grave, la plus funeste concerne son pronostic. Fournier pouvait écrire il y a vingt ans *que ce pronostic s'atténue avec le temps*. Nous devons écrire aujourd'hui que la syphilis est grave, qu'elle tue à tous les âges et que la plupart des malades qui en sont atteints sont tués par l'une ou l'autre de ses localisations.

La liste des affections localisées dues au spirochète, telle que Fournier pouvait l'établir vers 1900, était restreinte et comprenait surtout des affections que ce maître rencontrait chez des malades traités par lui, cinq, dix, quinze ans après le chancre, syphilis cérébrale, paralysie générale, tabes en première ligne. Cette liste est devenue infiniment longue ; nous savons aujourd'hui qu'une affection du cœur, une hémorragie ou un ramollissement du cerveau, survenant à cinquante ou soixante ans chez un homme infecté à l'âge de vingt ans, sont en principe d'origine et de nature syphilitiques. La syphilis est donc grave, elle ne l'est pas par l'intensité de l'infection, comme les maladies microbiennes aiguës ; mais par les affections locales qu'elle détermine, quelle qu'ait été la virulence de l'infection première.

Il existe des syphilis bénignes ; un certain nombre de malades ne présentent, cinquante ans après le chancre, aucun signe révélant une localisation nerveuse, cardiovasculaire ou viscérale ; mais aucun signe ne permet d'affirmer qu'une infection due au spirochète restera toujours bénigne ; toute syphilis, à tout âge, acquise ou héréditaire, doit être *présumée* une syphilis grave et traitée en conséquence. Le médecin ne peut considérer comme bénignes que les formes qui ont été bien traitées, dans lesquelles la stérilisation (v. p. 40) a été obtenue *et persiste*.

d) Les erreurs de traitement, dont les syphilitiques sont victimes, ont pour origine les erreurs de diagnostic dont j'ai parlé, les opinions erronées qui sont encore répandues sur le pronostic de la maladie, sur sa non-contagiosité quelques années après son début, sur l'absence d'infection chez une femme *qui paraît saine*, chez des enfants *qui paraissent sains*. Elles ont d'autres causes, que j'ai indiquées (v. p. 36).

Toutes, sans exception, se trouvent dans les travaux de syphiligraphes ou de neurologistes qui ne mesurent pas les conséquences de leurs opinions au point de vue social, qui créent dans l'esprit du médecin des craintes sans fondement et veulent substituer des règles mécaniques, un traitement mécanique, à un traitement qui a pour but d'amener la stérilisation chez chaque malade et de contrôler les résultats.

L'obstacle principal à la disparition de la syphilis est donc d'ordre technique ; il se trouve chez le médecin lui-même. Ceci parce que les notions essentielles que nous possédons aujourd'hui sur cette infection, sur son domaine et ses conséquences, sur sa gravité réelle, sur les règles de son traitement, sont récentes et ne sont pas encore passées dans les esprits.

B. Deuxième obstacle.
L'opinion publique et la syphilis.

L'opinion publique est nécessairement moins bien informée que l'opinion médicale. Elle ignore que la syphilis est le plus grave des fléaux sociaux. Elle s'intéresse à la tuberculose et à la lutte antituberculeuse et se désintéresse de la syphilis et de la lutte antisyphilitique, dont les journaux et les revues ne parlent pas, dont il n'est pas question dans les débats parlementaires.

Tant que l'opinion ignorera la fréquence de la maladie, la mortalité, les affections et les infirmités qu'elle détermine, la nécessité du traitement précoce, régulier, énergique et contrôlé, il faudra faire l'éducation de chaque malade. Le « spécialiste » impose assez facilement son verdict, son autorité et ses conseils ; il n'en est pas de même du praticien dont la compétence est parfois mise en doute et dont l'avis est souvent contesté par d'autres médecins.

Il est aussi nécessaire d'instruire l'opinion au sujet de la syphilis qu'au sujet de la tuberculose ; il est urgent de faire l'*éducation des éducateurs* suivant une expression dont je revendique la paternité, parce qu'elle implique une *méthode*.

Mais on ne pourra parler de syphilis, ouvertement, franchement, dans les journaux, les revues, au Parlement, dans les salons, les dîners, les conférences, les tramways et les omnibus, et même au foyer familial, sans s'attaquer au préjugé de maladie visible et de maladie honteuse et tant que le mot même qui désigne la maladie ne pourra être prononcé sans réticences. En 1921, notre deuxième ministre de l'Hygiène, M. Leredu, dont l'incompétence intégrale était la seule excuse, refusait de le laisser imprimer sur des affiches officielles...

Pour le public, la syphilis est une maladie visible, ce qui n'est pas exact. Elle est une « maladie honteuse » comme les autres maladies d'origine vénérienne : et ce terme s'applique à une maladie qui atteint la vierge contaminée par le mari, le jour du mariage ; maladie honteuse — qui frappe les enfants avant leur naissance ; maladie honteuse — qui frappe le jeune homme au moment où il ne sait rien de la vie sexuelle, dont son père, ses maîtres n'ont pas osé lui parler, et qui se laisse entraîner au hasard d'une rencontre.

Aux désastres physiques qu'entraîne la syphilis, s'ajoute l'idée d'une tare, un préjugé d'ordre moral, *et ce préjugé est une des causes des désastres que la maladie amène.*

Ce préjugé multiplie sans cesse les victimes. L'homme, non informé, mal soigné, se marie en croyant qu'il n'est plus contagieux ; la femme contaminée ignore le mal dont elle est atteinte. Dix-huit mille enfants tués avant terme ou à terme, chaque année, en France seulement ; 40 000 enfants tués chaque année en Angleterre et dans le pays de Galles, d'après le docteur Dujardin, et dans notre pays ; des infirmes, dont la quantité est innombrable...

Autre effet du préjugé, aussi grave, et qu'il faut dénoncer : le médecin n'a pas la liberté de chercher la syphilis, chez la femme d'un malade, parfois chez un homme qui vient le consulter et qui se révolte à l'idée qu'il peut être atteint. Il n'a pas la liberté de la chercher chez les parents, les frères, les sœurs, d'un enfant qui peut être hérédosyphilitique. Il n'a pas la liberté de soigner franchement, énergiquement, la femme chez laquelle il a découvert l'infection, l'enfant qu'il a reconnu malade !

Un médecin de mes amis avouait récemment qu'on ne peut parler de syphilis héréditaire à une femme dont l'enfant est atteint de pelade, alors que cette affection est presque toujours hérédosyphilitique : cet enfant peut devenir, s'il est mal soigné, un aveugle, un épileptique ou un fou...

Tout médecin nous dira l'embarras où il se trouve lorsqu'un homme qu'il connaît, qu'il sait syphilitique, lui amène sa femme ou un de ses enfants. Et ce cas, qui est fréquent, n'est pas le plus difficile. Une femme, atteinte d'une affection nerveuse ou d'une affection cardiaque, vient chez un médecin avec son mari, que celui-ci ne connaît pas. Sous quel prétexte demander des recherches de laboratoire, dont le résultat peut être négatif ? Que dire à la femme, que dire au mari, qui peut être atteint d'une infection qu'il connaît et ne veut pas avouer, qui peut être atteint d'une syphilis ignorée, qui parfois n'est pas syphilitique, alors que sa femme l'est?

Un humoriste moderne déclare que tout s'arrange, dans la vie quotidienne. Mais à quel prix?

S'il existe en France plusieurs millions de syphilitiques, quel est le nombre de malades infectés, dans la clientèle de chaque médecin? Dans combien de cas celui-ci est-il libre de chercher, libre de trouver et libre d'agir?

*
* *

Le terme « éducation des éducateurs » indique la route à suivre, le programme de l'éducation antisyphilitique. Si tous les médecins, qui sont les premiers et les plus importants des éducateurs en fait d'hygiène sociale, ne sont pas encore convaincus de la fréquence de la syphilis, ne savent pas la reconnaître sous toutes ses formes, croient encore, avec Fournier, qu'elle s'atténue avec le temps, il faut les instruire. Si les parents n'osent pas parler de syphilis à leurs enfants, ne savent comment ils peuvent en parler, il faut les instruire. Si les maîtres, dans les écoles primaires et secondaires, n'osent pas parler de syphilis à leurs élèves, ne savent comment en parler, il faut les instruire. Il faut instruire les hommes politiques et les administrateurs; sans leur appui, la lutte contre la syphilis restera mal organisée ou non organisée; il faut leur apprendre ce qu'elle coûte à notre pays. Il faut surtout instruire les maires qui sont les éducateurs naturels des citoyens, puisqu'ils sont leurs élus et vivent à leur contact; aucune mesure d'organisation ne pourra produir ses fruits sans leur collaboration et leur confiance.

Il faut instruire la presse dont le concours est nécessaire. La plupart des journaux n'osent pas parler de syphilis. Des articles sont publiés sur la mortalité générale, sur celle de la première enfance, la dépopulation, l'hygiène sociale, le mot syphilis n'y figure pas. Tous les

journaux ont parlé en 1920 de la lutte contre la peste
et de la destruction des rats ; il y a eu en 1920, si mes
renseignements sont exacts, une cinquantaine de cas de
peste à Paris, il n'y en avait pas en 1919, il n'y en a pas
eu en 1921 : 7 000 ou 8 000 morts par an sont dues à
Paris à la syphilis (1).

Il faut instruire les hommes de lettres, exposés à la
syphilis comme les autres, plus que les autres (2), qui
paraissent ignorer l'évolution de la médecine contemporaine et sont pénétrés des doctrines enseignées par les
aliénistes et les neurologistes. L'homme est victime,
comme le voulait déjà la Bible, des fatalités héréditaires :
les parents transmettent la maladie à l'enfant, de même
que la forme du visage et de l'intelligence. L'existence
dramatique des Rougon Macquart est dominée non seulement par les vices et les crimes, mais les maladies
mêmes de leurs pères. L'un est atteint d'angine de poitrine, un autre est ataxique, d'autres deviennent fous.

Combien sont simplement infectés par le spirochète,
syphilitiques ou hérédosyphilitiques ?

C. Troisième obstacle.
Le ministère de l'Hygiène publique et la syphilis.

Les obstacles dont j'ai parlé existent dans tous les
pays, le troisième est d'ordre administratif et se trouve
dans cet organisme étrange qui s'appelle le ministère de
l'Hygiène, où le ministre est déjà le subordonné de
ses bureaux, quoique la création en soit récente : je ne

---

(1) D'après *le Matin*, un savant de Nancy, M. Lucien Cuénot, a
« étonné les Américains » par l'intérêt des théories qu'il soutient sur
l'eugénique et les moyens d'améliorer la race humaine. Il est probable
que les médecins, qui poursuivent le même but, ont beaucoup à apprendre
de M. Cuénot, mais je crois que ce zoologue éminent pourrait également
s'instruire de son côté auprès des syphiligraphes.

(2) Henri Heine, Alfred de Musset, Jules de Goncourt, Guy de Mau-
passant, Baudelaire, Henry Mürger, Gérard de Nerval, Nietzsche.

dis même pas de ses directeurs, qui n'ont pas plus de stabilité que lui-même.

En France, l'épidémie syphilitique survenue pendant la guerre a amené la création de « services annexes » par les bureaux chargés de l'hygiène au ministère de l'Intérieur. Ces services dépendent actuellement du ministère de l'Hygiène institué en 1920 et qui en est déjà à son troisième titulaire.

Un rapport adressé à l'un de ceux-ci, à la fin de 1921, sur la lutte antivénérienne dans la population civile, par M. Paul Faivre, inspecteur général des services administratifs, ne parle que de « consultations antivénériennes », auxquelles sont admis des malades atteints d'affections cutanées ou syphilitiques et où les seconds peuvent être traités.

Leur nombre, à Paris et en province, était en 1921 de 166, dont 124 rattachées à des hôpitaux, 6 à des bureaux de bienfaisance, 16 à des polycliniques ou à des mairies, 16 à des dispensaires d'hygiène sociale (4 ont été suspendues).

On peut ainsi présenter au ministre une belle carte de France semée de cent soixante-six disques bleus, verts et rouges. Le ministre ignore ce qu'est la syphilis, ne se préoccupe pas de l'efficacité (au sens anglais du terme) des consultations antivénériennes, et reste convaincu que son administration a fait une besogne considérable, au prix de 1 500 000 francs par an, qu'elle déclare modique en se félicitant de l'esprit d'économie dans lequel elle a compris les choses.

Un ministre mieux instruit remercierait les hommes qui ont essayé dans ses bureaux d'engager la lutte contre la syphilis et ont consacré à cette tâche du temps et quelque peine. Après les avoir félicités de leur dévouement à la chose publique, il se permettrait quelques observations. Sachant qu'il existe en France des millions de syphilitiques, qu'il y a sans doute, chaque année,

100 000 sinon 150 000 malades nouveaux (en dehors des enfants héréditaires), le ministre remarquerait qu'une dépense de 379 000 francs a été faite en 1920 pour « fourniture de produits arséno benzoliques », ce qui correspond à 10 000 malades traités, environ, si l'on admet que chacun d'eux ait reçu un traitement à peu près correct.

Le ministre demanderait comment sont recrutés les médecins qui dirigent les consultations antivénériennes, sans s'informer de la couleur, rose tendre, rouge franc, rouge écarlate ou rouge éphémère de leurs opinions politiques ni de leurs relations avec le préfet, le député ou le sénateur, mais simplement de leur valeur technique et de leur compétence et chercherait comment son administration s'en est assurée.

Le ministre remarquerait aussi que chacun des médecins chargé d'une consultation antivénérienne touche en moyenne une indemnité de 1 000 francs et ne comprendrait pas par quel mystère en 1920, un médecin qui doit gagner chaque année assez d'argent pour nourrir sa famille, payer un domestique, les frais d'une voiture automobile, ses impôts peut faire chaque jour une besogne *sérieuse*, de deux ou trois heures, à si bon compte. Il serait non moins surpris d'apprendre que le personnel de 75 laboratoires a été rémunéré au prix de 17 906 francs et du désintéressement de ce personnel, formé sans doute d'hommes de valeur, qui doivent faire tous les jours une besogne longue et pénible par l'attention qu'elle exige. Enfin le ministre saurait que la prophylaxie de la syphilis doit s'étendre à tous les syphilitiques, qu'il faut engager tous les médecins dans la lutte et chercherait en vain dans le rapport la trace des mesures prises pour assurer une collaboration nécessaire.

*
* *

L'hygiène publique en France est une façade derrière laquelle il n'y a rien (docteur Würtz). L'organisation actuelle de la lutte antisyphilitique n'est pas faite pour démentir cette formule.

L'administration de l'hygiène en France (et peut-être dans d'autres pays, ce qui ne saurait nous consoler) ignore cette notion élémentaire : que les services rendus par un médecin dépendent : 1º de sa compétence ; 2º du temps et de l'attention qu'il *accorde* et *peut accorder* à chaque malade. Elle ignore que les maladies infectieuses, la tuberculose et la syphilis en particulier, font perdre à notre pays plusieurs milliards par an et qu'il importe, *même au point de vue financier*, d'engager les dépenses nécessaires pour supprimer ces fléaux, que ces dépenses doivent comprendre une rémunération juste, équitable, des médecins et des chefs de laboratoire, dont la compétence lui est aussi indifférente que celle des médecins eux-mêmes.

L'administration de l'hygiène ignore que la médecine préventive ne peut être organisée dans le même esprit que la médecine hospitalière. Celle-ci est une « médecine pour pauvres » : à l'hôpital, un malade est examiné avec une grande attention, dix le sont d'une manière superficielle, sont soignés par des aides, ceci par suite de l'encombrement des services et parce que la plupart n'ont rien de grave, ni d'urgent.

Mais, s'il s'agit de tuberculose ou de syphilis, de MÉDECINE PRÉVENTIVE, *tout malade est important, tout malade exige une attention soutenue, un examen prolongé, fait par le chef de service lui-même.*

On comprend aisément à quel point il est difficile de critiquer dans les détails l'organisation actuelle de la lutte antisyphilitique, en dehors des rapports officiels qui ne peuvent qu'induire en erreur ; on peut seulement procéder à des « sondages ». J'ai eu quelques renseignements sur ce qui se passe dans un département où la lutte antisyphilitique paraît se réduire au traitement de quelques filles publiques, où quelques recherches de laboratoire sont faites par un pharmacien dans lequel les médecins n'ont aucune confiance. Le médecin qui dirige le « service annexe » a d'ailleurs des opinions politiques orthodoxes et attend un siège de député que lui réserve la préfecture.

Ailleurs, un service important a été confié à un médecin qui ignore à peu près tout de la syphiligraphie moderne et des agents de traitements modernes.

J'ai reçu enfin d'un médecin excellent, qui a compris la gravité du fléau syphilitique dans le milieu où il exerce, qui a appris à la reconnaître, et à la traiter, et dont le service figure sur la liste officielle du ministère de l'Hygiène, une lettre qu'on trouvera au chapitre *Documents* (voir p. 124). J'en recommande l'étude aux lecteurs qui voudront se faire une opinion, au sujet des méthodes de prophylaxie antisyphilitique suivies par notre administration de l'Hygiène.

Les renseignements que j'ai recueillis sur l'organisation actuelle de la lutte antisyphilitique dans l'armée sont encore plus sommaires. Je connais un corps d'armée où elle est engagée d'une manière sérieuse, grâce à un médecin, qui peut être déplacé un jour ou l'autre. Je ne crois pas qu'il y en ait beaucoup d'autres, si j'en juge par le seul fait qu'aucun enseignement destiné à former des chefs de laboratoire n'a encore été institué et par l'état des malades que l'on voit de temps en temps. — Il semble qu'un effort plus sérieux ait été entrepris dans la marine, en particulier dans quelques ports de guerre.

DOCUMENTS

J'ai cru utile d'insérer à la fin de ce livre, outre la lettre d'un médecin de province, indiquant de quelle manière est organisée actuellement la lutte contre la syphilis dans la ville où il exerce, le texte d'un rapport approuvé par le Conseil supérieur d'hygiène de Belgique, relatif à l'organisation de la lutte antisyphilitique dans ce pays.

D'une manière générale, les mesures qui ont été adoptées, *et qui sont en voie de réalisation*, se rapprochent de celles que j'ai exposées plus haut, et dans des travaux antérieurs (1).

Le Conseil supérieur d'hygiène a décidé de mettre gratuitement les arsénobenzènes à la disposition des médecins pour le traitement de leurs malades. Cette mesure originale est d'une utilité criante, pour amener tous les médecins à employer les agents thérapeutiques qui permettent seuls de faire disparaître rapidement les lésions contagieuses, les libérer des craintes irraisonnées qui les empêchent de s'en servir et déterminer tous les malades à en accepter l'emploi.

Le budget consacré actuellement à la lutte antisyphilitique en Belgique est de 2 millions de francs et doit être porté bientôt à 6 millions d'après le docteur Bayet, qui a créé en 1912, avec le docteur Malvoz de Liége, le premier dispensaire antisyphilitique fondé sur les méthodes médicales modernes. Si l'on tient compte de la différence de population entre la Belgique et la France, le premier chiffre correspondrait chez nous à une dépense annuelle de 15 cu 16 millions (dépense actuelle, 1 550 000).

(1) LEREDDE, *Domaine, traitement, prophylaxie de la syphilis*, Paris, Maloine, 1917 ; *Nouvelles Études sur la syphilis*, Maloine, 1921.

CONSEIL SUPÉRIEUR D'HYGIÈNE

II⁰ Section. — Prophylaxie des maladies transmissibles (1),

Séance du 5 août 1920.

Prophylaxie de la syphilis.

Rapport de M. BAYET,

Après de longues délibérations, au cours desquelles chacun des aspects de la prophylaxie antivénérienne fut l'objet d'un examen approfondi, le Conseil supérieur d'hygiène est en mesure de présenter au gouvernement un projet général de lutte contre la syphilis.

Nous avons la satisfaction de pouvoir dire que c'est *à l'unanimité* que les propositions qui vont suivre ont été adoptées.

Avant de passer à l'examen des dispositions que préconise le Conseil supérieur d'hygiène, pour combattre efficacement la syphilis et pour justifier la nécessité de mesures rigoureuses, quelque lourds que doivent être les sacrifices, qu'il nous soit permis de rappeler, en quelques lignes, l'influence destructive de la syphilis sur la société.

Le sujet a été maintes fois traité, mais il nous semble, à voir l'indifférence de la société en cette matière, qu'on n'en apprécie pas à sa juste valeur l'éminente gravité.

Quand on affirme qu'avec la tuberculose et l'alcoolisme, la syphilis forme la triade des grands fléaux sociaux dans nos pays, on n'a dit que l'exacte vérité.

A ceux qui la considèrent comme « un frein providentiel aux excès de la chair », comme la juste punition du vice, on peut répondre que le nombre de ses victimes innocentes est aussi élevé que celui des malades qui s'y sont volontairement exposés. L'un de nous a pu, par l'examen de 2 500 cas de syphilis dans la classe ouvrière, déterminer que plus du tiers des syphilis chez la femme atteignent des épouses auxquelles le mari apporte la contagion. Pour la classe bourgeoise, Fournier a constaté que,

(1) MM. Van Ermengem, président ; Beco, Putseys, Malvoz, Heymans, Bayet, Herman, Morelle, Bordet, Henseval, Haibe, Wibin, membres, et Velghe, secrétaire.

sur cent femmes syphilitiques, vingt étaient mariées et avaient reçu la maladie de leur mari. Et il faut y ajouter le nombre si élevé des hérédosyphilitiques !

La fréquence de la syphilis avant la guerre, dans notre pays, est telle que 15 pour 100 des adultes et 7 pour 100 de la population globale en sont atteints. On a estimé à 500 000 le nombre des syphilitiques en Belgique.

Or, la syphilis est une maladie à haute léthalité ; le tiers environ de ceux qui en sont frappés succombent aux suites éloignées de l'affection. L'infection syphilitique aggrave la mortalité générale dans une proportion de 100 à 175.

Si l'on admet qu'il meurt au moins 5 000 syphilitiques en Belgique chaque année (et ce chiffre est de beaucoup en dessous de la réalité) et que l'on calcule la perte sociale que ces morts représentent pour le pays, qu'on y ajoute les frais de traitement, d'hospitalisation, de bienfaisance, on arrive à un chiffre de plusieurs dizaines de millions de francs perdus pour le pays, chaque année, du fait de la syphilis.

Cette situation était celle d'avant guerre. Depuis la guerre et l'occupation, la fréquence des maladies vénériennes s'est accrue dans une effrayante proportion. Le fait est général. On le constate en France, en Angleterre, en Allemagne ; chez nous, aux contaminations directes venant de l'armée, se sont encore jointes celles causées par l'occupation.

Il en résulte que la situation n'a jamais été plus menaçante que maintenant.

Le gouvernement d'abord, le Conseil supérieur d'hygiène ensuite ont mis la question à l'étude.

L'administration de l'hygiène publique a commencé par prendre d'urgence des mesures contre la marche envahissante du fléau. Le Conseil supérieur d'hygiène, ensuite, vient d'établir un programme général de lutte antisyphilitique qui coordonne et complète les efforts antérieurement faits et présente toutes les garanties souhaitables d'efficacité.

C'est le résultat de ses délibérations que nous allons avoir l'honneur de vous soumettre.

Pour plus de clarté, nous libellerons chacune des propositions telles qu'elles ont été votées par le Conseil supérieur d'hygiène, et nous les ferons suivre des arguments que leur discussion a fait ressortir.

I

*Étant donnés les résultats insuffisants de la prophylaxie antisyphili-
tique, telle qu'elle a été pratiquée jusqu'en ces derniers temps,
il convient que tous les pouvoirs publics procèdent à une réforme
radicale de cette prophylaxie, en rapport avec les nouvelles découvertes de la syphiligraphie.*

Jusqu'ici (en faisant abstraction des mesures récemment
appliquées par le gouvernement), le pivot de la prophylaxie
antivénérienne a été la réglementation de la prostitution, c'est-à-
dire la surveillance médicale et policière des prostituées. Ce
système a donné, dans notre pays, comme dans le reste de l'Europe, des résultats notoirement insuffisants ; de l'avis général,
il doit être abandonné, en tant que moyen *principal* de lutte
contre les maladies vénériennes.

Cette situation était connue depuis longtemps ; si l'on hésitait
à entreprendre la réforme radicale que l'on savait urgente, c'est
qu'on ne connaissait aucune méthode dont l'efficacité fût telle
qu'elle pût devenir le centre des mesures prophylactiques.

Mais, depuis une quinzaine d'années, l'étude de la syphilis
s'est enrichie de découvertes fondamentales qui permettent d'en
baser la prophylaxie sur des principes nouveaux, dont le caractère scientifique est un gage de succès.

Ces découvertes sont :

1º Celle de l'agent causal de la maladie, le tréponème pâle,
découverte qui permet de faire un diagnostic précoce de l'infection et le dépistage rapide du malade ;

2º Celle de la séroréaction qui permet, par l'analyse des humeurs,
de dévoiler la syphilis là où on ne la soupçonnait pas et de suivre
pas à pas l'évolution du mal ;

3º Celle des arsénobenzols, médicaments arsenicaux qui permettent de stériliser le malade avec une énergie et une rapidité
inconnues jusqu'ici.

Il importe de tirer profit, pour la lutte antivénérienne, de ces
découvertes fondamentales. Le problème de la prophylaxie antisyphilitique tend de plus en plus à devenir d'ordre médical.

En tout cas, en tenant compte de ces faits nouveaux, une
réforme radicale des principes de cette prophylaxie devient
possible et s'impose à l'attention des pouvoirs compétents. C'est

ce qui fera l'objet du rapport que nous avons l'honneur de présenter.

Mais, avant de l'aborder, le Conseil supérieur d'hygiène désire attirer l'attention sur un point.

Jusqu'ici, alors que le gouvernement, certaines provinces et administrations de grandes villes s'efforçaient de protéger les populations contre les dangers de l'infection vénérienne, les autorités de nombreuses communes s'en désintéressaient, quand elles ne faisaient pas montre d'une hostilité déclarée. Or, surtout depuis la guerre et l'occupation, la syphilis a pénétré jusqu'aux plus petites bourgades ; il importe que l'on rappelle aux communes indifférentes, négligentes ou hostiles, leur élémentaire devoir et qu'on les fasse participer à l'œuvre commune de prophylaxie. Celle-ci ne peut donner sa mesure que si elle est générale.

II

La réforme proposée par le Conseil supérieur d'hygiène se base sur deux principes fondamentaux :

a) *La prophylaxie sociale des maladies vénériennes doit consister, en première ligne, dans la stérilisation des porteurs de germes. En conséquence, elle doit être, avant tout, d'ordre thérapeutique;*

b) *Cette prophylaxie ne sera efficace que si elle a pour elle la collaboration volontaire et éclairée du corps médical tout entier.*

Il en va de même pour la syphilis que pour les autres maladies microbiennes : le moyen le plus direct dont nous disposons pour les faire disparaître est la *stérilisation des porteurs de germes.*

La situation est même, à certains égards, beaucoup plus favorable pour la stérilisation de la syphilis que pour celle d'autres maladies infectieuses.

En effet, l'agent pathogène de la syphilis ne se transmet, dans l'immense majorité des cas, que par contact direct; pas de transmission par l'air, si difficile à combattre; pas de transmissions par les aliments et les eaux de boisson, si malaisées à dépister. Le microbe de cette maladie ne pullule pas en dehors de l'organisme humain; il suffit donc de stériliser le porteur de germes pour tarir la source de l'infection.

Une deuxième circonstance rend éminemment favorables les conditions de la lutte prophylactique : c'est la découverte des arsenicaux du type arsénobenzol. Les arsenicaux possèdent, en effet, la remarquable propriété de fermer, avec une rapidité parfois déconcertante, les lésions contagieuses de la syphilis et d'empêcher, mieux que tout autre moyen, les récidives. On peut affirmer, d'une façon générale, qu'une syphilis secondaire, attaquée par les arsenicaux, au lieu de rester contagieuse pendant de longs mois, pendant des années même, voit sa contagiosité effective disparaître au bout de quelques semaines. *Or, diminuer des trois quarts ou des quatre cinquièmes la durée de la période contagieuse de la syphilis, c'est, au point de vue de la dissémination, comme si on diminuait des trois quarts ou des quatre cinquièmes le nombre des malades contagieux.*

Cette propriété, si nette, si brutale des arsenicaux, que tous les médecins sont à même de constater, il faut qu'on l'utilise, dans la lutte contre les maladies vénériennes, comme facteur de premier rang, car aucun des moyens de prophylaxie employés jusqu'ici n'a pu, même de loin, faire preuve d'une efficacité comparable à celle de la stérilisation thérapeutique.

Il doit être bien entendu qu'en mettant au premier rang d'efficacité la *stérilisation thérapeutique des porteurs de germes*, le Conseil supérieur d'hygiène n'entend aucunement renoncer aux autres armes dont nous pouvons disposer, spécialement à la propagande morale, à l'instruction du public, à la formation technique des médecins, à l'extension des études syphiligraphiques dans les universités. Ce sont là des moyens de lutte dont on ne peut se passer et dont il faut soigner tout particulièrement l'organisation.

Mais, se plaçant au point de vue de l'efficacité directe, *il estime que, dans l'état actuel de nos connaissances, la prophylaxie par la thérapeutique stérilisante doit rester l'agent principal de lutte contre la syphilis.*

Jusqu'ici, la mission de combattre le fléau syphilitique reposait, en fait, plus sur certains organismes déterminés (police des mœurs, médecins des hôpitaux et des olicliniques, médecins agréés) que sur l'ensemble du corps médical. Certes, tous les médecins étaient amenés à traiter des cas de syphilis quand ceux-ci se présentaient à leur observation et contribuaient, dans une certaine mesure, à la prophylaxie antisyphilitique. Mais, faute de connaissances techniques, d'instrumentation et en raison du prix élevé des médicaments, cette intervention de la masse du corps médical était insuffisante et souvent illusoire. Les recommandations émanant du pouvoir central n'avaient sur lui qu'un effet restreint ; en fait, en dehors des hôpitaux, des policliniques, les syphilitiques étaient, dans l'ensemble des cas, très insuffisamment traités.

Or, la syphilis est, à l'heure actuelle, répandue dans le pays tout entier ; elle a envahi, surtout depuis la guerre et l'occupation (et du fait de celle-ci), les parties les plus reculées du royaume. Ce n'est pas seulement dans les agglomérations importantes ou moyennes, dans les centres industriels qu'il faut aller la dépister, c'est partout, jusqu'au fond du plus petit village. Le nombre des individus atteints est très grand, très grand aussi celui des syphilitiques restés jusqu'ici sans soins suffisants. Et, comme les accidents tardifs causés par la maladie sont terribles, comparables comme gravité à ceux de la tuberculose, ce n'est pas trop que de faire appel au corps médical tout entier pour combattre une telle endémie.

C'est le médecin isolé, le médecin de quartier ou le médecin de campagne qui dépiste le nombre le plus élevé de cas de syphilis. Il en connaît les circonstances et le milieu ; il sait ce qu'il est possible de faire et comment on peut agir. S'il ne peut ou ne veut traiter lui-même le malade, c'est lui qui le dirigera vers les lieux de traitement. Sans lui, sans sa collaboration directe, les œuvres de prophylaxie n'atteindront jamais pleinement leur but.

En intéressant directement l'ensemble du corps médical à l'œuvre prophylactique, en l'instruisant du rôle qu'il est appelé à remplir, en lui fournissant les moyens de le faire, on aura multiplié, dans une proportion inconnue jusqu'ici, le nombre des collaborateurs à cette œuvre et l'on aura opposé, à la dispersion générale de l'endémie, une dispersion aussi générale des forces antagonistes.

III

La première condition de réussite est de permettre au plus grand nombre de malades de bénéficier du traitement antisyphilitique.

Pour cela il faut :

a) Que la fourniture des médicaments stérilisants soit gratuite et que les soins médicaux soient assurés gratuitement dans une très large mesure ;

b) Que la discrétion la plus grande soit garantie.

Il est évident que la première condition de réussite est d'attirer le plus de malades possible vers les centres de traitement. Il faut employer pour cela tous les moyens que l'on aura à sa disposition. Il est avant tout nécessaire d'abandonner, pour la syphilis, la conception de maladie honteuse et de cesser d'admettre une pathologie de type moral. Nous avons dit déjà que le nombre des victimes innocentes de la syphilis est tout aussi élevé que celui des malades qui se sont volontairement exposés à la contagion. C'est à la propagande morale, inspirée de larges idées de charité, à faire entrer cette notion dans l'esprit du public. Il faut, dans le même ordre d'idées, faire rayer des statuts des mutualités, des sociétés d'assurance contre la maladie et des caisses officielles d'assistance, les dispositions privant de secours ceux qui sont atteints de maladies vénériennes.

Il est, de plus, indispensable de faciliter le traitement en fixant, pour les consultations, des heures telles qu'employés et ouvriers puissent les fréquenter sans perdre leur journée. Il faut, aussi, payer les frais de déplacement aux indigents qui se rendent à un dispensaire éloigné, s'il n'y a pas d'autre centre de traitement à proximité.

Il sera nécessaire de prévenir la population par voie d'affiches, de conférences, de tracts, du danger que fait courir la syphilis, et de lui indiquer où elle peut trouver le remède.

Enfin, le Conseil supérieur d'hygiène émet le vœu de voir combattre avec la dernière énergie le charlatanisme et l'exercice illégal de l'art de guérir, qui éloignent des centres de traitement un si grand nombre de malades.

Mais le moyen de beaucoup le plus efficace de multiplier le nombre des malades régulièrement soignés, c'est la *gratuité du traitement.*

En effet, les arsenicaux sont des médicaments coûteux et leur prix élevé fait que nombre de malades n'ont pas la possibilité de suivre un traitement suffisamment prolongé.

Il s'agit de bien préciser ce que l'on entend par gratuité du traitement : c'est d'abord la gratuité des médicaments, puis la gratuité des soins médicaux *pour les malades qui n'ont pas les moyens de payer leur médecin.* Pour les autres, le médecin réclamera, comme il le fait maintenant, ses honoraires, en rapport avec la situation du patient.

La discrétion la plus absolue doit être garantie au malade. C'est là une condition essentielle qu'il n'est difficile de remplir que dans les petites localités. C'est, pour chacune d'elles, une question d'espèce, et les difficultés seront résolues dans chaque cas particulier par des mesures appropriées. Il suffit que l'attention soit attirée sur la nécessité de garantir au malade le secret absolu, en laissant à chaque centre de traitement, à chaque médecin, le soin de juger par quels moyens il y arrivera.

IV

En vue de faciliter l'accessibilité de la prostitution clandestine au traitement, il est indispensable de reviser le régime de la réglementation et de la surveillance de la prostitution, tel qu'il fonctionne, en général, par application des lois actuelles.

La prostitution clandestine est, à beaucoup près, la source la plus abondante d'infections syphilitiques. C'est elle autant que la prostitution surveillée qu'il faut viser et chercher à stériliser par le traitement.

Or, la surveillance médico-policière de la prostitution, telle qu'elle est appliquée actuellement, a pour effet de rendre clandestin l'exercice de la prostitution ; les femmes, sachant que leur maladie aura pour conséquence immédiate leur séquestration à l'hôpital jusqu'à la guérison, cherchent à se soustraire au contrôle médical et, par le fait même, au traitement, continuant ainsi à répandre l'infection.

Le Conseil supérieur d'hygiène a remis à plus tard la discussion d'une proposition tendant à la suppression pure et simple de la réglementation de la prostitution, discussion qui eût retardé l'application des autres mesures de prophylaxie qu'il propose d'adopter et dont l'urgence est extrême.

Il estime que les prostituées clandestines, qui se présentent volontairement aux dispensaires ou dans les divers centres de traitement, ne doivent être inquiétées d'aucune manière par la police des mœurs ; il convient, au contraire, de les y attirer par tous les moyens dont on dispose.

V

Comme moyens d'application, le Conseil supérieur d'hygiène propose :

a) Le dispensaire de prophylaxie répondant aux principes formulés par le Conseil supérieur d'hygiène ;

b) Les consultations hospitalières et les policliniques qui adopteront, dans leurs grandes lignes, l'organisation du dispensaire ;

*c) La distribution gratuite aux malades, à l'intervention du médecin,
des médicaments stérilisants.*

Avant d'aborder l'exposé des moyens pratiques que nous
proposons de mettre en œuvre pour la prophylaxie antisyphilitique, il importe de définir le but que celle-ci devra poursuivre.

Le premier but est, évidemment, la stérilisation des lésions
contagieuses. Nous avons déjà dit comment on la réalise et quels
en sont les effets.

Mais, au point de vue social, le résultat ne serait pas atteint
si l'on se contentait simplement de rendre les malades inoffensifs
au point de vue de la transmission de leur mal. Il faut encore les
guérir, c'est-à-dire les mettre à l'abri des conséquences éloignées
de l'infection syphilitique ; *l'œuvre prophylactique sera stérilisa-
trice et curatrice.*

Pour arriver à ce résultat, il faut que le médecin s'efforce de
suivre le malade pendant longtemps et de le traiter jusqu'à ce
qu'il ait pu constater la guérison complète et définitive.

LE DISPENSAIRE DE PROPHYLAXIE

En principe, on doit réserver cette dénomination uniquement
à un office de diagnostic, de dépistage, de traitement, de contrôle, de surveillance de malades atteints d'affection vénérienne,
associant tous les praticiens à l'œuvre générale de préservation
sociale. Le dispensaire, en dehors de cette fonction essentielle,
aurait aussi pour but de faire l'éducation technique du corps
médical et pourrait contribuer à la campagne de propagande
morale contre les maladies vénériennes (1).

(1) Après avoir défini ce que doit être un dispensaire de prophylaxie,
il est utile, afin d'éviter des confusions qui existent encore dans l'esprit
de certains médecins, d'indiquer ce qu'il n'est pas et en quoi il se diffé-
rencie des institutions actuellement existantes.

Le dispensaire de prophylaxie est essentiellement distinct, comme but
et comme action, des consultations telles qu'elles se donnent, d'ordinaire, dans les hôpitaux et les cliniques. Dans ces établissements, l'on
s'occupe principalement de traiter les malades qui se présentent : on
fait du dépistage et du traitement ; mais celui-ci se borne au malade ;
on ne s'occupe guère du milieu au sein duquel il évolue et qu'il menace
de contagion ; de plus, rien n'est organisé pour suivre le malade, pour
le relancer s'il néglige son traitement. Au point de vue social, les consultations ainsi comprises constituent une organisation insuffisante et
surannée, qu'il importe de ne pas confondre avec le dispensaire de prophylaxie.

Est-il nécessaire de dire que le dispensaire de prophylaxie, tel que

Il importe de considérer le dispensaire de prophylaxie sous deux aspects :

I. — Dans son fonctionnement ;

II. — Dans ses rapports avec les autorités administratives et avec le corps médical.

I. — *Fonctionnement du dispensaire de prophylaxie.*

Il comprendra un triple service :

1º *Un laboratoire de diagnostic* pour les examens extemporanés nécessaires. Il est désirable, en outre, que les dispensaires d'une certaine importance disposent du personnel et du matériel nécessaires pour effectuer les recherches sérologiques. De cette manière, toutes les recherches sur les vénériens permettant de donner au diagnostic clinique une base scientifique et de contrôler les modifications de l'infection au cours du traitement pourraient s'effectuer au dispensaire même ;

2º *Un service clinique* qui recevra les malades indigents ou de condition peu aisée, envoyés par les médecins, et ceux qui s'y présenteront spontanément. Le dispensaire n'hospitalise pas, mais doit posséder des installations nécessaires pour tenir en observation et au repos pendant plusieurs heures certains malades, tels que ceux ayant subi la ponction lombaire ;

3º *Une documentation* portant sur les conditions familiales et sociales du malade, sur les femmes, sur les enfants lorsqu'il s'agit de syphilis chez un homme marié, sur tous les membres de la famille lorsqu'il s'agit de syphilis héréditaire.

Le médecin s'efforcera de convaincre le malade de la nécessité de se traiter longtemps et se mettra d'accord avec lui sur la façon dont il pourra garder le contact. Le Conseil attache à cette prescription une importance primordiale.

Du reste, la façon dont la documentation sera recueillie et la manière dont le médecin s'y prendra pour suivre le malade sera laissée à l'appréciation du médecin directeur, sous la réserve formelle du respect du secret médical.

Aucune formalité, administrative ou autre, de nature à révéler l'identité du malade à des tiers, ne peut être imposée comme

nous le définissons, n'a rien de commun avec les dispensaires prophylactiques, nés pendant la guerre, où l'homme va, après un rapport suspect, se livrer à la stérilisation préventive d'une contagion possible?

condition de fréquentation du dispensaire. Le secret médical le plus absolu doit être la règle.

Chaque malade doit avoir une fiche d'observation médicale et d'enquête sociale, conservée aux archives du dispensaire. Cette fiche ne peut porter qu'un numéro d'ordre, le nom du malade n'étant connu que du médecin.

Le traitement est gratuit ; il est appliqué aux indigents et aux personnes qui peuvent difficilement supporter les frais du traitement. Le dispensaire est ouvert à des heures qui permettent aux ouvriers et aux employés de s'y présenter en dehors de leurs heures de travail.

En principe, un médecin de dispensaire ne doit pas avoir à examiner plus de quatre nouveaux malades par jour et à traiter plus de vingt malades déjà examinés.

L'œuvre du dispensaire doit être placée sous la direction et sous le contrôle permanent d'un comité administratif, dont nous définirons plus loin le mode de recrutement.

Le comité reçoit les subsides, gère l'emploi des fonds, procède aux nominations du personnel médical et infirmier, rédige chaque année un rapport sur la marche de l'œuvre et justifie l'utilisation des crédits mis à sa disposition.

La direction est confiée à un médecin-directeur qui pourra être assisté d'adjoints. Ceux-ci seront obligatoires, dès que le chiffre des consultants dépassera les limites que nous avons fixées.

Les médecins des dispensaires ne seront en aucun cas rémunérés d'après le nombre des consultations ou injections, mais recevront un appointement fixe.

II. — *Le dispensaire dans ses rapports avec le corps médical et avec les administrations.*

Il faut établir en principe qu'aucune œuvre de prophylaxie sociale du genre de celle que nous proposons ne peut réussir si elle n'a pas la collaboration active et consciente du corps médical tout entier.

Le dispensaire de prophylaxie ne sera donc pas une institution qui attirera, pour leur faire subir un traitement, les malades de la clientèle des médecins de la circonscription. Ce serait aller à l'encontre du but cherché. Le dispensaire de prophylaxie sera, au contraire, le collaborateur actif du corps médical, une institution qui permettra à celui-ci de soumettre ses malades à un tra.

tement sérieux, scientifique, établi sur des bases microscopiques et sérologiques et suivi dans ses effets.

Le laboratoire serait à la disposition des médecins de la circonscription pour corroborer ou fixer le diagnostic et suivre l'évolution du mal.

Le service clinique traiterait les malades à la demande du médecin. Si celui-ci désire continuer ses soins à son malade, il y trouvera des conseils et des indications de technique. Le médecin-directeur du dispensaire insistera dans ce cas auprès du médecin traitant sur la nécessité, pour ce dernier, de suivre longtemps le malade.

Il importe de bien comprendre quel est, au point de vue du corps médical, le rôle du dispensaire ; c'est un rôle d'intime collaboration ; le dispensaire est avant tout un instrument mis à la disposition des médecins.

L'intervention de ceux-ci dans la constitution du comité d'organisation rendra cette union plus intime encore.

Le comité de direction et de contrôle sera composé de représentants des pouvoirs publics et des groupements qui assurent le budget de l'institution, de délégués des unions professionnelles médicales de la circonscription et de personnalités compétentes qui garantiront le caractère rigoureusement scientifique de l'œuvre elle-même. Un tiers des membres de ce comité serait fourni par les représentants des pouvoirs publics, deux tiers par les délégués des unions professionnelles, qui désigneront notamment une ou deux personnalités compétentes en prophylaxie antivénérienne.

Il serait désirable qu'on établît un de ces dispensaires dans les chefs-lieux d'arrondissement où la nécessité s'en fait sentir.

Les provinces, les communes, les unions professionnelles, les administrations hospitalières, les mutualités, la Croix-Rouge sont spécialement indiquées pour prendre l'initiative de la création des dispensaires et seront sollicitées dans ce sens.

LES CONSULTATIONS HOSPITALIÈRES ET LES POLICLINIQUES

Il est évident, d'une part, que les dispensaires seront, pendant longtemps encore, en nombre insuffisant pour traiter tous les syphilitiques du royaume et, d'autre part, qu'il est impossible, dans une lutte comme celle que l'on veut entreprendre, de ne pas utiliser les organismes déjà existants, dirigés par des spécialistes expérimentés.

Il faut s'arranger de façon que ceux-ci, tout en conservant l'autonomie des institutions qu'ils dirigent, puissent les incorporer dans l'organisation prophylactique.

Il ne peut être question de leur imposer toutes les conditions que réalise le dispensaire, tel que l'a défini le Conseil supérieur d'hygiène. Parmi celles-ci, il en est, telle, par exemple, celle relative à la composition du conseil d'administration, qu'un chef de consultation hospitalière n'accepterait pas.

Il en est d'autres (et ce sont les plus importantes) auxquelles les cliniques hospitalières et les policliniques peuvent très aisément s'adapter.

Ces conditions sont les suivantes :

a) Nécessité de suivre le malade, de veiller que le traitement ne soit pas prématurément abandonné ; nécessité de s'enquérir, le mieux qu'on pourra le faire, du milieu social où vit le malade et de s'assurer qu'il n'a contaminé ni son conjoint, ni ses enfants ;

b) Possibilité pour les médecins étrangers à la policlinique de faire soigner leurs malades dans ces établissements et d'y trouver, s'ils désirent les soigner eux-mêmes, des indications techniques, une aide, des conseils.

Pour le premier point, il suffira que le malade ait une fiche médico-sociale semblable à celle du dispensaire, avec tous les renseignements sur l'histoire de son mal, son traitement, les conditions sociales du milieu dans lequel il vit et que son nom soit inscrit dans un répertoire *ad hoc*.

De cette façon, il sera toujours possible de ne pas perdre de vue le malade et de l'empêcher d'abandonner prématurément le traitement. Comme pour le dispensaire, le médecin-directeur de la clinique sera laissé juge de la façon dont cette partie importante de sa tâche pourra se réaliser.

Les fiches seront toujours à la disposition du médecin-inspecteur, qui s'assurera si le nombre de doses des médicaments qu'aura reçues gratuitement la clinique correspond aux traitements suivis et si le fonctionnement général de celle-ci répond aux stipulations convenues.

Au point de vue matériel, les cliniques et policliniques subventionnées devront, en tout cas, être pourvues d'une installation de laboratoire pour les analyses courantes. Pour les analyses sérologiques exigeant des compétences spéciales, elles pourront s'entendre avec un laboratoire de bactériologie.

En échange des services rendus, les cliniques et policliniques pourront recevoir des subsides du gouvernement.

Il va sans dire que l'adoption d'une clinique ne se fera qu'après une enquête portant sur la moralité des médecins qui la dirigent. Elle sera toujours révocable.

L'octroi de subventions aux cliniques et policliniques sera soumis à l'avis du Conseil supérieur d'hygiène.

DISTRIBUTION GRATUITE DES MÉDICAMENTS STÉRILISANTS
A L'INTERVENTION DU MÉDECIN

Il importe d'abord de bien préciser ce que l'on entend par médicaments stérilisants.

Le Conseil supérieur d'hygiène, dont le but est de mettre sur pied une organisation générale, en négligeant les cas exceptionnels, estime qu'en l'espèce les médicaments stérilisants sont les arsénicaux du type arsénobenzol. Ceux-ci sont déjà très nombreux et il n'est pas de jour où de nouveaux produits ne soient lancés dans la circulation. Il y a là un écueil à éviter. Aussi le Conseil supérieur d'hygiène est-il d'avis que l'on s'en tienne, pour l'instant, à deux médicaments universellement employés et qui ont fait leurs preuves :

1° Le chlorhydrate de dioxydiaminoarsénobenzol (606) ;

2° Le dioxydiaminoarsénobenzol-monométhylène sulfoxylate de soude (914 et novarsénobenzol Billon).

Il émet le vœu que le gouvernement charge la commission de la pharmacopée et celle des sérums d'étudier les qualités chimiques et biologiques auxquelles doit répondre un médicament de ce type et qu'il soit inscrit dans la pharmacopée belge. Il estime qu'il serait très désirable que ce produit fût fabriqué dans le pays même, par l'industrie chimique belge, ce qui n'est pas impossible à réaliser.

Le nombre des médicaments stérilisants adoptés jusqu'ici pourra être modifié dans la suite, mais il ne pourra l'être qu'après une enquête sévère portant sur les propriétés chimiques, biologiques et thérapeutiques du corps dont on demande l'admission.

Les médecins et les policliniques sont autorisés à avoir une certaine provision du médicament pour les besoins courants et les cas d'urgence.

Le médecin serait tenu de faire pour le malade une fiche médico-sociale semblable à celle du dispensaire de prophylaxie et d'y inscrire le nombre de doses employées. Ces fiches contiendraient ainsi la justification des doses utilisées.

Le praticien s'efforcera de surveiller le malade et le soumettra aux contrôles nécessaires, sérologiques et autres, pendant une durée suffisante.

Une notice sera rédigée pour rappeler aux médecins, à intervalles réguliers, la nécessité de ne pas abandonner le malade avant d'avoir acquis la conviction que la guérison est obtenue.

Le traitement de ces malades se fera sous la responsabilité du médecin.

La gratuité du médicament pourra être retirée à tout médecin qui attirera les malades par des moyens illicites.

Le gouvernement dressera un rapport annuel sur l'état de la lutte antisyphilitique, rapport qui sera soumis à l'appréciation du Conseil supérieur.

En attendant qu'il ait pu terminer l'étude des dispositions proposées par le Conseil supérieur d'hygiène et ait fixé les détails de leur application, celui-ci propose d'appliquer les mesures suivantes :

1º Notification immédiate à tous les médecins de la distribution gratuite, par l'État, de l'arsénobenzol nécessaire pour la cure stérilisante des syphilitiques ;

2º Suppression progressive et dans un délai qui ne dépassera pas un an, du paiement par l'État des injections, piqûres, ponctions, etc., et autres opérations effectuées par les médecins à l'occasion du traitement ;

3º Propagande en faveur de la création, la plus rapide possible, dans les régions du pays qui en sont dépourvues, de dispensaires, tels qu'ils sont définis dans le programme du Conseil supérieur d'hygiène ;

4º Adaptation des policliniques antisyphilitiques aux conditions essentielles formulées par le Conseil supérieur d'hygiène.

Telles sont les mesures générales du projet de prophylaxie antisyphilitique que le Conseil supérieur d'hygiène a l'honneur de soumettre à l'approbation du gouvernement.

Il est basé sur des principes éprouvés, conformes aux données les plus récentes de la science syphiligraphique.

Le Conseil supérieur d'hygiène a l'intime conviction que, s'il est appliqué avec toute l'énergie et la persévérance nécessaires, on verra bientôt le nombre des syphilitiques diminuer en Belgique dans des proportions inconnues jusqu'ici.

LETTRE D'UN MÉDECIN DE PROVINCE

« Je m'efforcerai de répondre à toutes les questions contenues dans votre lettre de ce matin.

« 1° *Organisation actuelle de la lutte antisyphilitique à X...* Ce qui est fait : bien peu de choses. En principe, une consultation de syphiligraphie a été prévue lors de la création d'un dispensaire d'hygiène sociale. Un local, presque suffisant, se prête à l'organisation d'un service de consultation. Il sert de façon régulière aux consultations de phtisiologie. Il comporte une salle d'attente ; un cabinet de consultation avec une table pouvant servir de lit de traitement ; un matériel suffisant pour les injections (seringues, aiguilles, etc.) ; un cabinet noir pour les examens oculaires. Ce local est la propriété du bureau de bienfaisance qui a bien voulu se prêter à la création du dispensaire d'hygiène sociale. Ce local pourrait servir également pour celles de syphiligraphie, mais l'établissement ne comporte pas d'infirmière spécialisée. Une religieuse a été nommée infirmière visiteuse et assiste le médecin phtisiologue, mais ne pourrait disposer du temps nécessaire pour cumuler les deux fonctions. Une infirmière appointée, spécialement affectée au service, serait donc absolument nécessaire.

« En outre, le local ne comporte pas de chambre d'isolement avec un lit pouvant recevoir les malades atteints de crise nitritoïde.

« Bien avant la création du dispensaire d'hygiène sociale, ayant été chargé par l'administration hospitalière d'un service d'urologie et de syphiligraphie (à créer) et cela à la demande d'un administrateur clairvoyant (qui n'est d'ailleurs plus en fonctions), j'avais commencé à traiter à l'hôpital des malades indigents recrutés pour la plupart dans ma clientèle pauvre. (Les médecins ignorant la syphilis extragénitale et considérant parfois ceux qui croient à la syphilis viscérale comme des confrères abusant de la crédulité humaine, ou comme des visionnaires, ou comme de doux maniaques.) Ces idées, étant répandues dans un public défiant et mal informé, font que peu de malades consentent à se soumettre à des examens ennuyeux et à un traitement toujours gênant et parfois pénible. Ceci explique pourquoi les malades fréquentant la consultation sont recrutés presque exclusivement dans ma seule clientèle, sur laquelle je peux agir dans une certaine mesure.

« Je disais donc que j'avais commencé à fonctionner à l'hôpital en 1919, c'est encore là que je fonctionne actuellement. J'allais omettre de vous dire qu'aucun crédit ne m'avait été accordé pour l'installation de mon service, car l'hôpital végète dans le dénuement le plus complet : les malades y manquent des choses les plus essentielles, telles que linge, chauffage, nourriture, etc. Désireux d'aboutir, je n'ai pas hésité à solliciter quelques-uns de mes clients aisés et pus recueillir environ 1 500 francs qui me servirent à acheter le matériel strictement indispensable.

« Le local qui m'a été accordé, par faveur insigne, est tout un poème : il est constitué par l'un des boxes du pavillon des contagieux, pavillon orienté franchement au nord et de construction récente (une quinzaine d'années), mais certainement très inférieur à ce qui pouvait exister il y a cent ans : mauvaise construction, humidité, mauvais éclairage, défaut de chauffage (il existe une installation de chauffage central en ruine ne fonctionnant plus *depuis des années*). Ce boxe me sert en même temps de salle d'attente, cabinet de consultation et salle de traitement : on y grelotte en *toute saison*. Un paravent isole chaque malade au moment de l'injection. S'il se produit des crises nitritoïdes, elles se déroulent en public ! Quant à l'interrogation des malades, il se fait sommairement, à voix basse, quand il n'a pas pu être fait par moi au dehors. (Les malades ne se présentent pas d'eux-mêmes à la consultation, ils y viennent, encore une fois, sur mon conseil, lorsque je les ai dépistés au hasard de ma pratique médicale courante.)

« Une religieuse m'assiste très intelligemment dans l'accomplissement de mon *calvaire syphiligraphique*. Elle a parfaitement compris la question, en dépit d'une culture générale inexistante, et peut-être chargée d'une foule de détails, moyennant quoi, ma besogne se trouve quelquefois soulagée. Elle instruit les malades sur les précautions à prendre pour les injections, pratique les examens d'urine, fait, d'après mes indications, les injections sous-cutanées de sulfarsénol, surveille les malades après les injections et assiste, aussi bien que je le pourrais faire, ceux qui présentent des crises nitritoïdes ; quelquefois je lui confie les prises de sang. Je me réserve la rédaction sommaire des fiches, la tenue des livres et la pratique des injections intra-veineuses. A propos de la tenue des livres, je dois avouer très franchement que je m'en acquitte très mal. Je suis certain que bien des malades examinés n'ont pas été portés sur mon registre, ce qui fausse les résultats statistiques. La raison en est bien simple : je vois des malades un peu partout, au dispensaire, à mon cabinet, dans les salles de l'hôpital, en ville, etc., et mon registre ne me suivant pas, moi-même m'en allant toujours trop vite dans tout ce que je fais, j'oublie d'inscrire les malades après coup.

« Comme médecin du bureau de bienfaisance, je suis chargé, ainsi que tous mes confrères, d'une consultation hebdomadaire pour les indigents bénéficiant de l'assistance médicale gratuite. Cette consultation a lieu une fois par semaine, le matin. Je n'y rencontre guère que des malades adultes et enfants des deux sexes atteints d'affections médico-chirurgicales ordinairement bénignes. J'ai fait coïncider ma consultation de syphiligraphie avec la consultation ordinaire, *mais il ne se présente jamais de malades au titre vénérien*, bien que ma pancarte apposée devant la porte extérieure fasse mention de cette spécialité (maladie de la peau et des muqueuses).

« Parmi les malades que je vois chaque semaine, — trois ou quatre en moyenne, — je dépiste de temps en temps des affections pouvant se rattacher à une syphilis acquise et surtout héréditaire ; j'invite ceux qui en sont atteints à se rendre à ma consultation de l'hôpital, où se font les prises de sang et les injections.

« Cette dernière a lieu tous les mercredis et jeudis et malheureusement bien des invités font la sourde oreille. Quand les intéressés veulent bien venir, je les examine au point de vue sérologique et institue, s'il y a lieu, un traitement toujours arsenical selon votre enseignement que je m'efforce d'appliquer aussi exactement que possible.

« 2° Ce qui n'est pas fait :

« L'éducation des médecins dont quelques-uns, absorbés peut-être par une clientèle exigeante, mettent leur idéal à vivre sur leur acquit, parfois inférieur à leur réputation, et pensent que la médecine doit demeurer ce qu'elle était à la fin de leurs études. Pour eux, toute idée nouvelle est synonyme d'erreur ou d'inutilité. Je vous supplie de ne pas voir dans mes propos une manifestation vaniteuse, car je me juge avec la même sévérité. J'ai conscience de travailler beaucoup moins que je ne le devrais et aussi de ne pas avoir l'énergie de diminuer le rendement de la clientèle pour consacrer plus de temps à l'hôpital et à l'étude. Le médecin devrait pouvoir oublier l'égoïste *primum vivere*.

« Si l'éducation des médecins est insuffisante, celle du public, *qui en est le reflet*, est tout à fait inexistante. Le public ne croit pas aux dangers de la syphilis qu'il continue à considérer comme une maladie honteuse inavouable *et réservée aux gens débauchés*. Mais je m'aperçois que je me suis laissé égarer, je vous dis bien mal des choses que vous connaissez infiniment mieux que moi et qui, étant d'ordre général, ne correspondent pas du tout à vos questions, lesquelles sont particulières et concernent uniquement la lutte antisyphilitique.

. . . .

« 2° *Lutte contre la syphilis héréditaire du nourrisson.* Elle n'est pas organisée à X... Il y a deux ans, j'avais tâté le terrain auprès du docteur X... qui dirige une consultation quotidienne ; je lui avais lu un passage d'une de vos lettres se rapportant à la question. Ce confrère m'a répondu catégoriquement : les nourrissons, rien à faire, c'est mon lot ! Je suis certain que la syphilis n'est jamais recherchée à la pouponnière : *on ne s'y occupe que de pesées et de rations alimentaires*. J'ai cependant la conviction que si le docteur X... voulait s'y prêter, je pourrais faire œuvre très utile à ses côtés. Il s'occuperait de puériculture en général, et j'examinerais les nourrissons au point de vue stigmates, enquête familiale, examen sérologique. Il est impossible que la question vienne de moi, le docteur X... y verrait certainement une atteinte à ses prérogatives.

« Pour faire œuvre utile tant à la Goutte de lait qu'au dispensaire, il faudrait une infirmière instruite, intelligente et très largement payée. Cette infirmière s'occuperait minutieusement de la tenue des registres (base fondamentale de toute statistique sérieuse) ; elle ferait le tri des fiches, les examens d'urines, les prises de sang et les injections sous-cutanées de sulfarsénol ou de sels mercuriels. Elle surveillerait les malades après les injections, soignerait ceux atteints de crises nitritoïdes et, *au besoin*, la ville n'étant pas grande, *se rendrait au domicile* des malades se dérobant au traitement pour les « relancer » avec diplomatie et les engager à revenir. (Ceci a déjà été fait avec succès dans plusieurs cas.)

« Avec une très bonne infirmière que j'aurais bien en main, et qui serait, par l'importance de son traitement, à l'abri de tout souci matériel, je me fais fort d'organiser la lutte antisyphilitique à X..., de la façon la plus efficace et beaucoup mieux que je ne le pourrais faire avec un aide qui échapperait à mon autorité.

« Il est trop évident que le chiffre de 10 000 syphilitiques soignés en France dans les consultations antivénériennes est vingt fois plus faible qu'il ne devrait être. La cause d'erreur est très simple : ne sont classés syphilitiques que les malades atteints de manifestations *vénériennes visibles*. Que sont quatre cas d'accidents syphilitiques cutanés (voir mon rapport) à côté de 51 cas médico-chirurgicaux presque à coup sûr tributaires d'une syphilis acquise ou héréditaire? J'en reviens toujours là : c'est l'éducation des médecins qu'il faut faire et cela est le lot des médecins tels que vous. Nous autres, qui ne faisons qu'entrevoir la vérité, ne sommes pas crus de nos confrères. Ils nous croient illuminés, ou bien haussent les épaules avec compassion, quand nous essayons de les convaincre que les maladies chroniques, pour lesquelles ils épuisent en vain toutes leurs formules, pourraient être souvent traitées avec succès, s'ils voulaient bien se préoccuper des causes.

FIN

TABLE DES MATIÈRES

PARIS. TYP. PLON-NOURRIT ET Cie, 8, RUE GARANCIÈRE. — 27706.

BIBLIOTHÈQUE DU MUSÉE SOCIAL

La nouvelle « Bibliothèque du Musée social », éditée par la maison PLON-NOURRIT et Cⁱᵉ, a un double but d'information scientifique et d'éducation sociale.

Elle se propose de porter à la connaissance du public, sous une forme concrète et précise, les notions essentielles dont il a besoin sur les grandes questions d'ordre économique et social qui se posent devant l'opinion.

Conçue en une série de volumes de 96 à 120 pages in-16, d'un prix moyen de 2 à 3 francs, elle est rédigée par les maîtres et les praticiens les plus qualifiés.

Laissant à chaque auteur la responsabilité de ses conclusions personnelles, la Bibliothèque du Musée social atteste la valeur sociale en même temps que le caractère de haute impartialité et de documentation scientifique des travaux qui la constituent.

Volumes parus ou sous presse :

1° Georges RISLER (avec une préface de M. A. RIBOT) : *La Crise du logement ;*

2° Jean FINOT : *Sa Majesté l'Alcool ;*

3° Docteur LEREDDE : *Un fléau social : la syphilis ;*

4° Marquis DE VOGÜÉ : *La question du blé et le paysan de France.*

Les volumes qui suivront auront pour auteurs : MM. Georges BLONDEL, professeur au Collège de France ; Maurice LAIR, publiciste ; André LICHTENBERGER, directeur du Musée social ; André LIESSE, membre de l'Institut ; Germain MARTIN, professeur à la Faculté de Droit ; Martin SAINT-LÉON, conservateur de la Bibliothèque du Musée social ; Docteur PINARD, membre de l'Académie de Médecine ; Auguste SOUCHON, membre de l'Institut, etc...

LE MUSÉE SOCIAL

Revue mensuelle de documentation sociale

5, rue Las-Cases

ABONNEMENT :

Pour la France... **15** francs. | *Pour l'Étranger..* **20** francs.

PARIS. — TYP. PLON-NOURRIT ET Cⁱᵉ, 8, RUE GARANCIÈRE. — 27706.